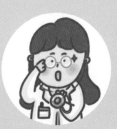

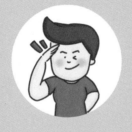

직업병에 지친 당신

풀어주고
늘여주고
강화하라

직업병에 지친 당신
풀어주고 늘여주고 강화하라

펴낸날 초판 1쇄 2019년 3월 28일
       2쇄 2019년 6월 28일

지은이 김경은
감 수 이지환

펴낸이 강진수
편집팀 김은숙, 이가영
디자인 임수현

인 쇄 삼립인쇄㈜

펴낸곳 (주)북스고 | **출판등록** 제2017-000136호 2017년 11월 23일
주 소 서울시 중구 퇴계로 253(충무로 5가) 삼오빌딩 705호
전 화 (02) 6403-0042 | **팩 스** (02) 6499-1053

ISBN 979-11-89612-21-4 13510

이 도서의 국립중앙도서관 출판예정도서목록(CIP)은 서지정보유통지원시스템 홈페이지(http://seoji.nl.go.kr)와
국가자료공동목록시스템(http://www.nl.go.kr/kolisnet)에서 이용하실 수 있습니다.(CIP제어번호:CIP2019010753)

책 출간을 원하시는 분은 이메일 booksgo@naver.com로 간단한 개요와 취지, 연락처 등을 보내주세요.
Booksgo는 건강하고 행복한 삶을 위한 가치 있는 콘텐츠를 만듭니다.

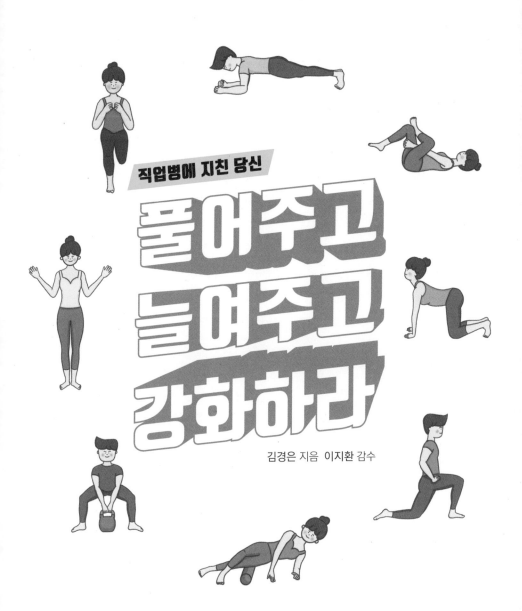

직업병에 지친 당신

풀어주고
늘여주고
강화하라

김경은 지음 이지환 감수

Booksgo

나는 왜
운동을 시작했는가

이 책을 펼치면서 가장 먼저 드는 생각은 어쩌면 '운동 전공자도 아닌데 왜 이런 책을 쓰는 거지?'라는 의문일지 모릅니다. 하지만 재활 운동에 종사하는 전문가들 중 비전공자들의 비율이 점차 많아지고 있다는 사실을 알고 있나요? 이는 현대인들에게 '운동'이란 더 이상 단순한 취미, 흥미, 스포츠로만 존재하는 것이 아닌 삶의 전반적인 부분이 되어버리고 있음을 뜻합니다. 삶에서 특정 사건이나 환경을 통해 경험적으로 '운동의 필요성'을 알게 되고 이를 전파하고자 하는 사람들이 늘어나고 있는 것입니다.

저는 동양화를 전공하는 평범한 미대생이었습니다. 하지만 그림 그리는 시간이 쌓여갈수록 손과 손목은 약해지고 끊임없이 이상신호를 보내기 시작했습니다. 처음에는 오랜 시간 작업을 하고 나면 손목이 욱신거리곤 했는데 점차 물건을 들거나 움직일 때에도 통증이 발생하더니 결국에는 아무것도 하지 않을 때에도 손목 통증이 저를 지배하기 시작했습니다. 뿐만 아니라 장시간 같은 자세를 유지하며 때로는 잘못된 자세로 그림을 그리다 보니 손목을 넘어 다른 관절에도 무리가 가게 되었지요.

결국 손목은 그림을 그리지 못할 정도로 아파오는 지경이 되었고 운동의 '운'자도 몰랐던 저는 오로지 '그림을 그리기 위해서' 재활 운동을 시작하게 되었습니다. 불행 중 다행인 것은 운동처방사인 남자친구 덕분에 평소에도 끊임없이 운동의 필요성에 대해서 들었고 증상이 더욱 악화되기 전에 누구보다 쉽게 재활 운동을 접하고 시작할 수 있었다는 것입니다.

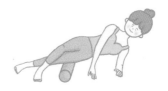

통증이 발생하는 원인을 파악하고 긴장된 근육을 풀어주는 마사지와 스트레칭 그리고 강화운동까지. 빈틈없이 정성스럽게 손목을 관리한 덕분에 결과적으로 통증은 완화되었고 지금은 다시 좋아하는 그림을 마음껏 그릴 수 있게 되었습니다.

이러한 경험들은 저의 삶을 송두리째 바꿔 놓았습니다. '나처럼 운동에 무지했던 사람도 이렇게 좋아질 수 있다면 직업병으로 고통 받는 다른 사람들도 충분히 좋아질 수 있을 것이다.'라는 확신 하나로 일반인의 눈높이에 맞춘 이해하기 쉬운 설명과 그림을 넣었고 운동처방사의 정확하고 빈틈없는 부위별 관리법의 핵심만 더해 이 책을 펴내게 되었으니 말입니다.

운동을 시작하는 데에는 거창한 이유가 필요하지 않습니다. 원인 모를 근육통으로 고생하고 있다면, 고된 일상 가운데에 운동시설에 다닐 시간이 전혀 없다면, 운동은 하고 싶지만 경제적으로 부담스럽다면, 자세가 좋지 않다는 이야기를 끊임없이 듣고 있다면 바로 당신이 운동을 시작해야 할 이유이며 이 책을 사야 할 이유입니다.

김경은

만성 통증에 지친
당신에게

안녕하세요. '자세 움직임 전문가' 이지환입니다. 이 책을 보고있는 분들은 아마 직업병에 시달리시고 있으리라 생각됩니다. 목이나 어깨가 결리거나 요통으로 고생한 기억 다들 한 번쯤은 있으시죠?

직업병은 질병이라기 보다는 일종의 '증후군'입니다. 그리고 갑자기 생겼다기보다는 만성적으로 가지고 있는 문제이죠. 요즘에는 이러한 것을 '만성통증증후군'이라고 부릅니다. 이러한 직업병, 만성통증증후군은 누구에게나 생길 수 있습니다.

대표적인 원인으로는 나쁜 자세로 반복적인 작업환경에 오랜 시간 노출되는 것을 꼽을 수 있습니다. 우리는 직장과 학교에서 의자에 몇 시간이고 앉아 있습니다. 그것도 구부정한 자세로 말이죠. 집에 갈 때도, 집에 가서도 상황은 달라지지 않습니다. 가장 편하다고 느끼지만 가장 나쁜 자세로 TV나 스마트폰을 보며 하루를 마무리합니다.

이처럼 같은 자세나 동작을 장시간 지속하거나 반복하면 해당 근육의 일부 근섬유가 짧아지고 단단하게 뭉치게 됩니다. 이것은 근육뿐만 아니라 근육을 감싸고 있는 '근막'에 문제를 만들게 됩니다. (근막이란 우리 몸 전체를 감싸고 있는 막을 뜻합니다.) 또한 근막에 문제가 생기게 되면 근육의 기능이 나빠질 뿐 아니라 결과적으로 관절 주변에 통증을 유발하게 됩니다. 그래서 몸의 짧아진 근육과 근막은 풀어주고 늘여줘야 하며, 늘어나서 힘이 없는 곳은 짧게 만드는 것이 중요합니다. 그리고 이것이 이 책에서 말하는 '직업병을 고치는 핵심적인 방법'이기도 합니다.

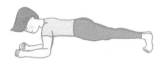

이 책에서는 각 부위별로 간단한 진단법을 통해서 본인의 몸을 평가할 수 있도록 하였고 그에 맞는 핵심적인 운동법이 담겨 있습니다. 매일 10분씩이라도 습관처럼 지속적으로 실천해보시기를 바랍니다. 2주 뒤부터 몸이 가벼워 지는 것이 느껴지고 한 달이면 몸 전체의 변화를 느끼게 될 것입니다.

'바른 자세와 움직임으로 더 나은 삶을 만들 수 있습니다.'

진심으로 독자 여러분의 직업병 탈출을 기원합니다.

자세 움직임 전문가

이지환

* 운동 후 통증이 느껴지거나 증상이 심해진다면 질병이 있을 수 있으므로 먼저 전문의와 상의하시길 권합니다.

차 례

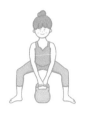

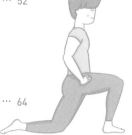

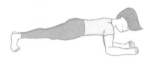

등장인물

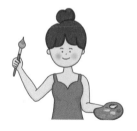

두부

운동하는 그림쟁이 아가씨.
뿜뿜오빠의 여자친구.

평소 운동이라면 질색했던 미대생이었지만 잦은 손목 사용으로 인해 손목터널증후군이 생기게 된 후로부터 그림을 그리기 위해 뿜뿜오빠와 함께 재활 운동을 시작하게 됨. 이후 꾸준한 관리로 통증 없이도 마음껏 그림 그리는 일을 할 수 있게 되었고, 지금은 브런치와 네이버에서 '직업병 고치는 그림일기'를 연재하며 많은 사람에게 본인이 경험한 운동의 중요성을 알리고 있다.

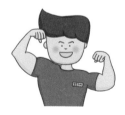

뿜뿜

직업병을 고쳐주는 운동 전문가 오빠.
두부의 남자친구이자 그녀의 손목을 치유한 장본인.

꽃다운 나이 20살. 허리디스크가 발병하면서 정상적인 생활이 불가능해 디스크 수술을 권유받았으나 오로지 재활 운동 하나로 치유에 성공함. 스포츠의학을 전공하여 각종 필라테스 및 재활 운동 센터에서 다양한 유형의 직업병 환자들을 관리하는 일을 해왔고 지금은 바른 자세를 지도하는 전문가를 양성 중에 있다. 평소 바른 자세와 운동만이 직업병의 근본적인 원인을 해결할 수 있다고 만나는 사람마다 말하고 다니는게 특징.

Training **00**

직업병을
고치기 이전에

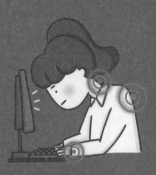

운동 전, 몸 상태에 대한 셀프 진단

직 업 병 을   고 치 기   이 전 에

'이제 나도 몸 관리 좀 해봐야겠어.'

'운동하면 아픈 게 나아진다고 하던데 나도 한 번 해볼까?'

여러가지 기대와 설렘으로 책을 펼쳐 들긴 했으나 온 몸 구석구석 아픈 곳은 많은데 정확히 어디가 문제인지 어떻게 관리해야 하는지 모르겠다구요?

그런 당신을 위해 준비한 '부위별 직업병 LIST'!

아래의 리스트를 살펴보고 해당하는 직업병에 따른 관리법을 꾸준히 해준다면 이 책의 주인공은 바로 당신!

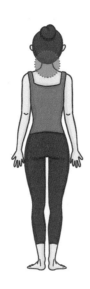

목에 찾아온 직업병

옆에서 보았을 때 귓불이 어깨보다 앞으로 나와 있다.

목, 어깨가 자주 뻐근하다.

두통이 잦은 편이다.

의자에 앉아서 일을 하는 시간이 8시간 이상이다.

목을 뒤로 젖히면 뻐근하면서 아프다.

· 경추 추간판 퇴행

· 경추 추간판 탈출증

· 경추면관절 증후군

· 척추협착증

어깨와 등에 찾아온 직업병

머리가 앞으로 쏠려있다.

어깨가 말려있다.

등이 굽었다.

등이 뻣뻣하다.

손등이 앞을 향하고 손바닥은 뒤를 보고 있다.

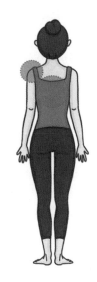

· 어깨충돌증후군   · 회전근개 파열

· 승모근염좌   · 등 통증

· 늑연골염

· 늑간신경염

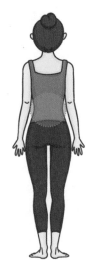

허리에 찾아온 직업병

허리가 과도하게 말려있다.

엉덩이 근육이 처져있다.

오리궁둥이 라는 소리를 듣는다.

아랫배가 나와 있다.

물건을 주울 때 과도하게 허리를 숙인다.

· 요추 추간판 퇴행

· 요추 추간판 탈출증

· 요추면관절 증후군

· 척추협착증

13

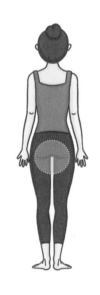

엉덩이에 찾아온 직업병

골반전방경사 체형이다.

골반후방경사 체형이다.

스웨이백 체형이다.

엉덩이가 처져있다.

짝궁둥이라는 말을 듣는다.

· 발음성고관절

· 장요근건염

· 천장관절 기능부전

· 대전자활액낭염

· 좌골신경통

무릎에 찾아온 직업병

다리를 자주 꼰다.

좌식 생활이 익숙하다.

서 있을 때 자주 짝다리를 짚는다.

무릎에서 소리가 난다.

계단을 오르고 내리기가 불편하다.

· 대퇴슬개통증 증후군

· 장경인대 마찰 증후군

· 거위발건염

· 무릎 인대손상(십자인대, 측부인대)

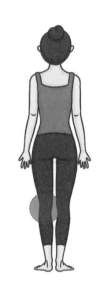

손에 찾아온 직업병

손을 자주 사용하는 직업이다.

손목이 저릿하거나 뻐근한 증상이 자주 있다.

손에 체중을 실으면 통증이 생긴다.

손에 갑자기 힘이 빠질 때가 있다.

손이나 손목이 자주 붓는다.

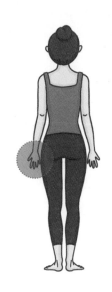

· 손목터널증후군

· 삼각섬유연골 손상

· 손목인대손상

· 손목골절

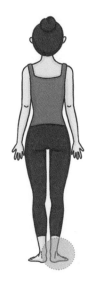

발에 찾아온 직업병

발목을 자주 삐끗한다.

하이힐과 같은 굽이 높은 신발을 자주 신는다.

골반과 무릎이 좋지 않다.

평발이다.

오래 서있는 직업이다.

· 족저근막염

· 아킬레스건염

· 피로골절

· 정강이 통증

운동 전, 준비해야 하는 소도구

직업병을 고치기 이전에

군인이 전쟁터로 나갈 때 총이 필요하듯, 운동을 할 때도 준비물이 필요하다는 사실!
맨 몸으로도 충분히 따라할 수 있는 운동으로 구성했지만, 혼자서 하는 운동인 만큼 소
도구를 구비한다면 더욱 효과적으로 운동할 수 있답니다.

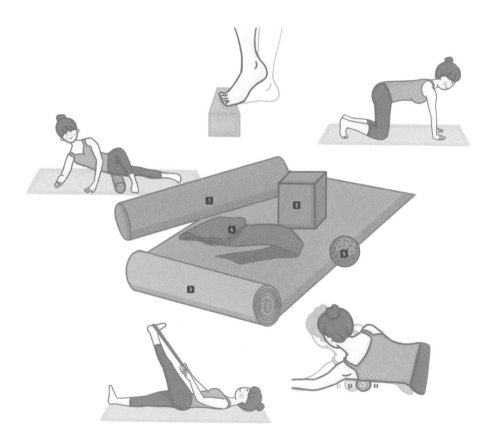

❶ 폼롤러

원통형 모양의 도구로써 스트레칭 할 때 주로 사용되며, 목표 부위에 위치시켜 압력이 가해지도록 사용한다.

❷ 요가블럭

신체를 받쳐주는 역할을 하고, 유연성과 균형을 요하는 동작 수행 시 보조하는 역할을 한다.

❸ 요가매트

몸이 미끄러지지 않도록 도와 정확한 동작을 수행할 수 있도록 해준다. 또한 관절이 딱딱한 바닥에 마찰되는 것을 줄여준다.

❹ 세라밴드

스트레칭 하는 부위를 보조하여 운동범위를 더 넓게 하거나, 운동 효과를 높이고자 할 때 사용한다.

❺ 마사지볼

뭉치고 긴장된 근육과 근막을 효과적으로 풀기 위해 공을 굴리듯 사용한다.

효과적인 운동을 위한 가이드라인

직 업 병 을 고 치 기 이 전 에

권장 가이드 라인

	빈도	세트	반복	지속시간
마사지	매일	1세트	신체 부위당 1~2회	회당 30~90초 동안 유지 (강도나 뭉친 정도에 따라 다름)
스트레칭	매일	1세트	신체 부위당 1~4회	회당 30초 유지
강화운동	주 3~5회	1~3세트	10~15회	세트 수를 채우는 것보다 정확한 동작이 더 중요

" 몇 번씩 몇 세트를 해야 하나요?"

대부분의 사람들이 '운동 = 무조건 많이 하면 좋은 것'으로 잘못 인식하고 있다는 사실! 알고 있나요? '과유불급'이라는 말이 있듯 적당한 운동은 신체의 건강증진은 물론 스트레스를 경감해주는 효과도 있지만 과한 운동은 신체에 무리를 주고 심할 경우 관절의 손상까지 초래한답니다.

특히 혼자서 하는 운동은 전문가와 함께하지 않기 때문에 조절하기 힘들다는 단점이 있는 만큼 본인이 할 수 있는 범위 내에서 적절한 횟수로 운동하는 것이 매우 중요합니다.

* 운동 전 전문가와의 상담을 통해 스스로 운동을 수행할 수 있는 상태인지 확인한 후 운동하시기를 권장합니다.
* 운동 후 통증이 발생하거나 관절에 이상이 느껴진다면 반드시 전문가와 상담하시기 바랍니다.

Training **01**

거북이 탈출,
거북목 증후군

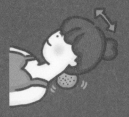

목과 어깨에 대한 셀프 진단

거북이 탈출, 거북목 증후군

지금 이 글을 읽고 있는 당신! 당신은 거북목으로부터 안전하신가요?

첫 장에서는 잘못된 자세로 인해 목이 거북이처럼 앞으로 툭 튀어나와 거북이가 되어버린 사람들을 탐험하는 시간을 가져볼 건데요.

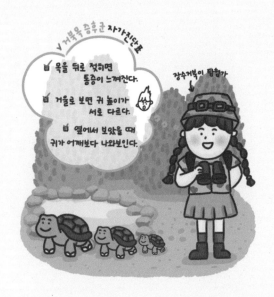

특히 평소에 목의 통증이 잦거나 거울을 보았을 때 귀와 어깨의 위치가 다소 이상하다고 느껴졌다면 거북목 증후군을 의심해야 된다는 사실!

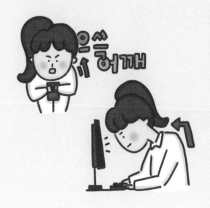

이러한 거북목 증후군은 눈높이보다 낮은 위치의 PC모니터를 오랜 시간 내려다보거나 스마트폰을 장시간 사용하는 현대인이라면 정말 피해가기 힘든 질병 중 하나랍니다. 아직도 내가 거북목이라는 사실을 인정할 수 없다구요? 쉽게 말해 머리를 숙이지 않은 상태에서 목만 앞으로 빠져 있는 자세로 이 글을 읽고 있다면 당신도 거북목 당첨이라구요!

몸의 변형은 물론 통증도 무시할 수 없겠죠. 통증 부위는 뒷목과 어깨로 시작해서 심할 경우 두통까지 유발합니다. 목과 어깨의 통증은 흔한 증상이라 자칫 가볍게 치부하고 넘어가기 쉽지만 몸이 변형되면서 오는 통증이니 생각해보면 아주 위험한 신호 중 하나랍니다.

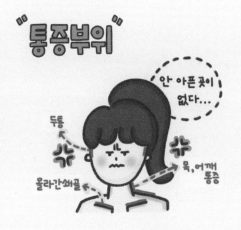

거북목 자가진단법

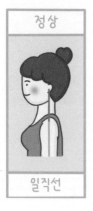
정상
일직선

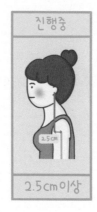
진행중
2.5cm이상

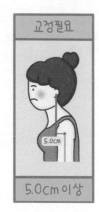
교정필요
5.0cm이상

진단방법

바르게 선 자세로 측면에서 귀의 중간부터 아래로 한 줄, 어깨의 중간부터 아래로 한 줄, 총 두 줄의 가상의 선을 그어봅니다.

진단결과

· **정상** | 당신은 정말 바른 자세를 가지고 있는 사람이군요!

· **진행중** | 거북목이 이미 진행중 입니다! 더 심해지기 전에 관리해주는 것이 좋습니다.

· **교정필요** | 당신은 장수 거북이! 진짜 거북이가 되고 싶지 않다면 관리가 매우 시급한 상황입니다.

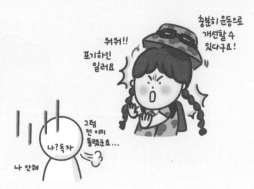

워워! 거북목이 많이 진행되었다고 해서 놀랄 필요 없어요. 일단 제 이야기를 끝까지 들어보세요!!!

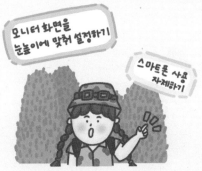

물론 모니터 화면을 눈높이에 맞게 설정하고 스마트폰 사용을 자제하는 등 사전에 거북목 증후군을 예방하는 것이 좋아요.

하지만 이 책에서는 이미 거북이가 되어버린 당신을 위한 거북목 고치는 특급 관리법이 준비되어 있으니 걱정할 필요 없다는 사실! 자 그럼 이제 거북목 고치는 차원의 문으로 이동해볼까요?

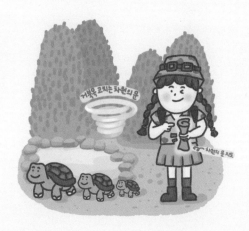

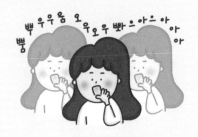

뿜뿜오빠! 어서 거북목에서 벗어날 수 있는 차원의 문 좀 열어주세요!!!!

안녕하세요. 뿜뿜입니다. 우선 거
북목 증후군을 고치는 차원의 공
간으로 오신 것을 환영합니다.

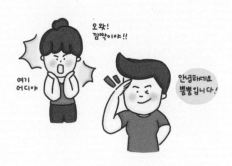

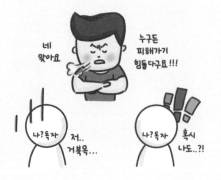

거북목 증후군! 이 질병에서 자유로울 수
있는 현대인들은 극히 드물답니다. 매우
흔한 증후군 중 하나이기 때문에 너무 앞
서 걱정할 필요는 없어요. 다만 습관으로
인해 거북목이 되는 경우가 대부분인 만큼
지속적으로 관리 해준다면 벗어날 수 있답
니다!

따라서 이번 챕터에서는 총 3단계로 거북목을 관리하는 방법에 대해서 알려드리도록 할 거예요. 운동의 핵심 포인트는 목과 등의 복합적인 관리라고 보면 되는데, 일반적으로는 목 운동과 마사지만으로도 충분히 교정이 가능하지만 장수거북이의 경우는 목과 연결되어있는 등 운동까지 해줘야 하기 때문이랍니다.

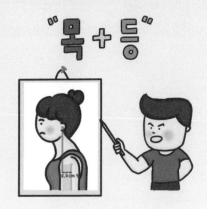

주로 일상생활에서 쉽게 따라할 수 있을만한 운동법을 엄선해보았으니 팔로팔로미!

목을 풀어주는 마사지와 스트레칭

거북이 탈출, 거북목 증후군

먼저 운동에 앞서 경직된 근육을 풀어줄 거예요.

거북목 증후군이라면 누구나 뭉쳐있는 후두하근이라는 근육부터 마사지해준 후 스트레칭으로 늘려주도록 할게요.

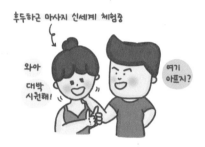

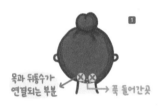

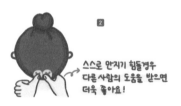

1 2 후두하근 마사지 │30초~90초 유지 / 1~2회│

후두하근을 찾아준 후 양 손으로 꾹꾹 눌러서 마사지해줍니다.

마사지볼을 이용한 후두하근 마사지

뒤통수 바로 아래에 마사지볼을 놓고 머리를 좌우로 돌려가며 아픈 부위를 찾아 압박해줍니다.

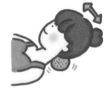

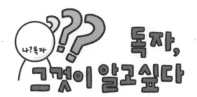 독자,
그것이 알고싶다

Q.

요즘 목 주변이 아픈 것은 물론 두통이 너무 심해요. 어떻게 하면

좋을까요?

 나?독자

A.

목과 어깨의 통증은 물론 두통까지 와서 어찌할 바를 모르다가 진통제를 먹었던

기억이 다들 한두 번쯤은 있을 거예요. 두통의 원인은 바로 후두하근 때문! 경직된

후두하근은 두통을 유발하기 때문에 앞으로는 진통제 대신 후두하근을 먼저 풀어

주는 것이 솔루션!

후두하근이란?

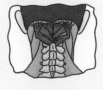

특징 & 기능
뒤통수 밑에 위치해서 목과 머리의 섬세한 움직임을 조절하는 근육이다.

쉽게 찾는 법
목과 뒤통수가 연결되는 부위를 찾으면 된다.

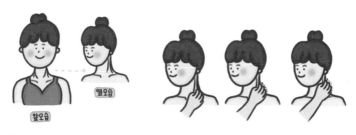

흉쇄유돌근 마사지

얼굴을 측면으로 돌렸을 때 길게 튀어나오는 근육을 찾아줍니다. 이 근육을 잡고 위 아래로 부드럽게 꼬집듯 마사지해줍니다.

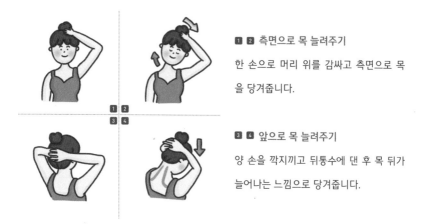

1 2 측면으로 목 늘려주기

한 손으로 머리 위를 감싸고 측면으로 목을 당겨줍니다.

3 4 앞으로 목 늘려주기

양 손을 깍지끼고 뒤통수에 댄 후 목 뒤가 늘어나는 느낌으로 당겨줍니다.

특징 & 기능

목의 앞쪽에서 봤을 때 측면에 위치하고 있으며 목을 굽히거나 돌리는 기능을 하는 근육이다.

쉽게 찾는 법

만지려는 쪽의 반대로 목을 돌리고, 고개를 들면 튀어나와서 만지기 쉽다.

흉쇄유돌근이란?

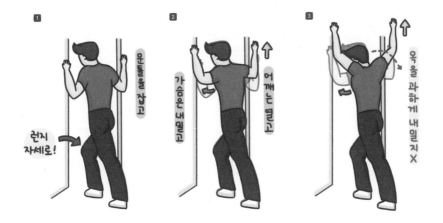

1 2 3 가슴 스트레칭 | 30초 유지 / 1~4회 |

양 손으로 문틀을 잡은 후 가슴을 앞으로 내밀어줍니다. 익숙해진 후에는 팔의 각도를
조절해가며 늘여줍니다. 역시나 중요한 것은 가슴을 펴주는 느낌!

목을 강화시키는 운동법

거북이 탈출, 거북목 증후군

자, 그럼 이제 운동을 위한 준비는 어느 정도 마친 것 같네요. 어허이…. 지루하다고 투덜거리지 말아요. 운동 전 마사지와 스트레칭이 없다면 운동을 안 하느니만 못하다구요!

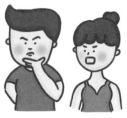

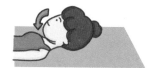

① ② 끄덕이기 운동 | 1~3세트 / 10~15회 |

바닥에 누운 상태에서 부드럽게 턱을 당겼다가 돌아오고를 반복합니다.

특징 & 기능

목뼈의 앞쪽에 붙어있는 긴 근육으로 머리가 여러 방향으로 움직일 수 있도록 만들어주는 근육이다. 거북목일 경우 경장근이 늘어나기 때문에 이 근육을 운동시키는 것이 매우 중요하다.

쉽게 찾는 법

목의 안쪽에 있어서 신경과 혈관을 누를 수 있어 전문가 도움없이 혼자서 누르지 않는 것이 좋다.

경장근이란?

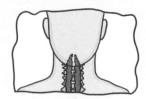

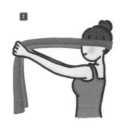 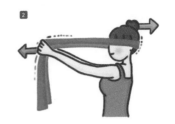

1 2 밴드를 이용한 목 뒤로 당기기 운동 | 1~3세트 / 10~15회 |

밴드를 머리 뒤 쪽 튀어나오는 부분에 대어준 후 목이 앞으로 따라가지 않도록 주의하면서, 목을 먼저 뒤로 당기면서 양 팔을 앞으로 밀어내줍니다.

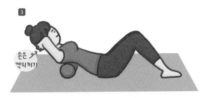 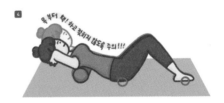

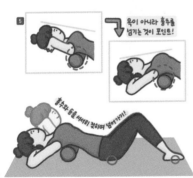

3 4 5 흉추신전가동술 | 10초 유지 / 3~5회 |

폼롤러를 견갑골 아래에 위치시켜준 후 양 손을 머리 뒤로 깍지 낀 상태에서 엉덩이, 발바닥이 뜨지 않도록 유지하며 등을 아치 모양으로 만들면서 흉추를 뒤로 젖혀줍니다.

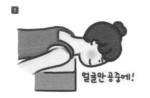

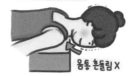
복부와 엉덩이에 힘!

1 2 엎드린 자세에서 끄덕이기 운동 | 1~3세트 / 10~15회 |

침대에 엎드린 자세로 복부가 뜨지 않도록 자세를 유지하며 턱을 당겼다가 돌아 왔다가 를 반복합니다.

1 2 버티기 운동 | 10~15초 유지 / 5~6회 |

바른 자세로 벽에 뒤통수, 등, 엉덩이, 뒤꿈치 가 모두 닿게 서준 후 자세를 유지하며 벽에서 5cm 떨어져서 버팁니다.

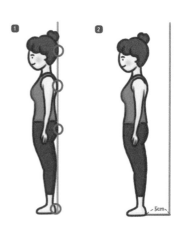

이렇게 운동까지 전부 마쳤다면 거북목 증후군 특급 관리법 끝!

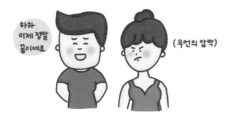

오늘 배운 운동만 열심히 따라하고 익힌다면 어디 가서 "나 거북목 증 후군 관리법 좀 알아! 알려줄까?" 라고 해도 충분할 것 같네요. 그럼 이제 거북이 생활 청산! 안녕!

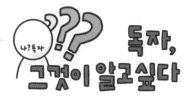 **독자, 그것이 알고싶다**

 Q.

거북목에 웬 등 운동인가요?

A.

등이 굽으면 어깨가 앞으로 말리게 되고 어깨가 말리면서 목이 앞으로 나오기 때문에 거북목에는 등 운동이 필수랍니다! 근본적인 원인을 해결하지 않으면 절대로 좋아질 수 없기 때문이죠.

장소에 따른 사물, 물건을 이용한 관리법

거북이 탈출, 거북목 증후군

1 2

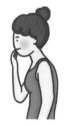
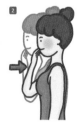

턱 당기기 운동 | 10~15초 유지 / 5~6회 |

허리와 어깨를 펴고 양쪽 견갑골을 가볍게 모아
준 상태에서 손가락을 턱 위에 놓고 가볍게 턱만
밀어줍니다.

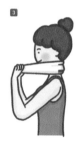
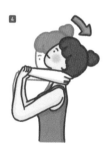

3 4 목 젖히기 운동 | 10초 유지 / 3~5회 |

수건을 목 뒤에 걸어준 후 약간 팽팽할
정도로 잡아줍니다. 그 상태에서 목만 뒤
로 가볍게 넘기면서 뒷목을 늘여줍니다.

Training **02**

굽은 어깨,
라운드숄더

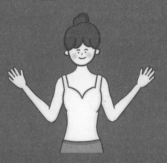

어깨에 대한 셀프 진단

굽은 어깨, 라운드숄더

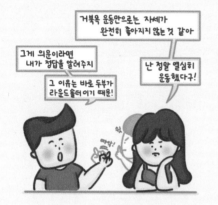

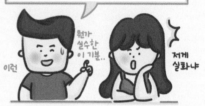

라운드숄더로 많이 알려져 있는 굽은 어깨!

사실 라운드숄더라는 말을 직역하면 '굽은 어깨'라는 뜻이지만 자세의 측면에서 보자면 거북목, 굽은 등, 말린 어깨를 모두를 포함한다고 봐도 무방합니다.

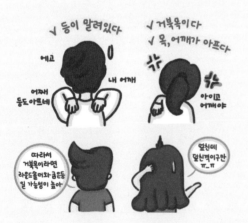

통증 부위는 목, 어깨, 등, 허리까지 각종 통증의 원인이 되는 것은 물론 대부분의 라운드숄더를 가진 체형은 거북목을 함께 갖고 있기 때문에 거북목과 라운드숄더는 꼭 함께 관리해 줘야 합니다.

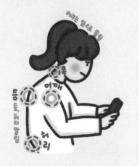

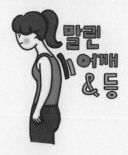

혹시 내가 라운드숄더로 의심된다면 위 그림의 통증 부위 중 해당하는 곳이 있는지 체크해보세요.

평소 어깨와 등이 말려있고 편한 자세로 섰을 때 손등이 정면을 향하고(손바닥은 뒤를 향하고)있다면 당신도 라운드숄더 당첨!

라운드숄더 자가진단법

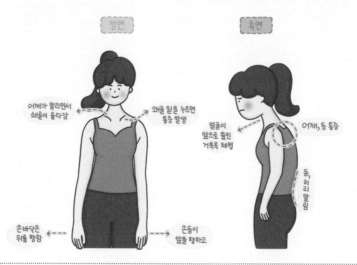

정면   측면

어깨가 말리면서 쇄골이 올라감

쇄골 밑을 누르면 통증 발생

얼굴이 앞으로 쏠린 거북목 체형

어깨, 등 통증

등, 허리 말림

손바닥은 뒤를 향함

손등이 앞을 향하고

진단방법

편한 자세로 서있을 때의 정면과 측면의 자세를 살펴봅니다.

진단결과

· **정상** | 편하게 서 있을 때 바른 자세!

· **라운드숄더** | 손등이 앞을 향하고 손바닥이 뒤를 보고 있음. 쇄골 밑의 근육을 마사
지 했을 때 통증이 느껴짐. 어깨와 등 전체가 뻐근하고 통증이 있음. 거북목 체형.

위의 항목들 중 해당사항이 있다면 라운드숄더 체형!

앞서 뿜뿜오빠가 강제로 공개한 것처럼 저도 라운드숄더예요. 하지만 뿜뿜오빠의 특급 관리로 지금은 정말 많이 좋아졌답니다. 그러니 여러분도 걱정마세요!

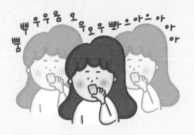

뿜뿜오빠! 어서 굽은 어깨 펴지는 관리법 알려주세요! 현기증 난다구요!!!!

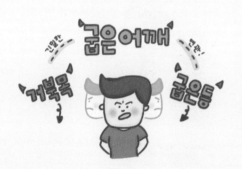

거북목, 굽은 어깨, 굽은 등! 모두 서로 악질적인 친척 관계라고 볼 수 있죠. 무엇보다 자세는 자신감과 연결되기 때문에 굽은 어깨는 꼭꼭꼭 개선해야 한답니다!

그래서 라운드숄더 역시 마사지부터 운동까지! 빈틈없이 관리해줄테니 저만 믿고 따라오라구요. 참, 이번 운동에는 마사지 볼과 탄력밴드가 필요하니 꼭 챙겨주세요!

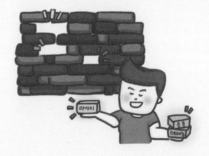

어깨를 풀어주는 마사지와 스트레칭

굽 은 어 깨 , 라 운 드 숄 더

굽은 어깨라고 해서 어깨만 마사지하면 되는 줄 알았죠? 사실 어깨와 가슴근육은 서로

연결되어 있어 어깨를 구부리고 다니면 가슴근육이 뭉치게 돼요.

게다가 뭉친 가슴근육을 풀어주지 않으면 수축된 근육이 더욱 어깨를 굽게끔 만든답니

다. 그런데 우리는 여태 아픈 어깨만 주물 주물… (따라서 가슴근육 마사지는 필수)

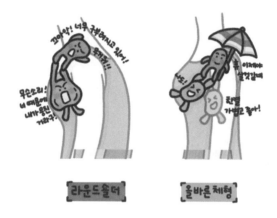

라운드숄더   올바른 체형

이러한 가슴근육은 손으로 직접 찾아서 만지기에는 다소 제약이 있기 때문에

주로 마사지볼과 밴드를 이용한 운동을 진행해보도록 할게요!

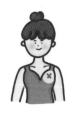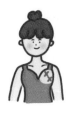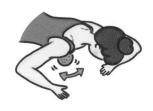

가슴근육 마사지 | 30초~90초 유지 / 1~2회 |

가슴근육 중 표시된 곳을 찾아서 마사지볼을 뭉친 곳에 대고 체중을 이용해 좌우로 굴려가면서 눌러줍니다.

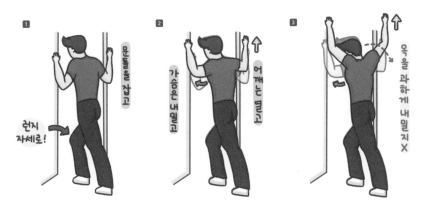

1 2 3 가슴근육 스트레칭 | 30초 유지 / 1~4회 |

양 손으로 문틀을 잡은 후 가슴을 앞으로 내밀어줍니다. 익숙해진 후에는 팔의 각도를 조절해가며 늘려줍니다. 역시 중요한 것은 가슴을 펴주는 느낌!

광배근 마사지 ｜ 30초~90초 유지 / 1~2회 ｜

광배근을 찾아준 후 옆으로 누운 자세에서
마사지볼을 광배근 밑에 놓고 체중을 이용
해 부드럽게 움직여 마사지해줍니다.

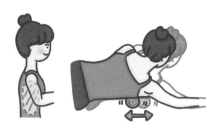

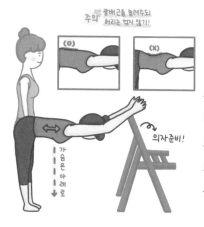

광배근 스트레칭 ｜ 30초 유지 / 1~4회 ｜

벽이나 책상에 손을 올리고 몸을 뒤로 빼
서 허리를 바닥과 평평하게 만들어준 후
가슴을 땅에 붙인다는 느낌으로 쭉쭉 늘여
줍니다.

특징 & 기능

골반에서부터 어깨까지 넓게 위치하고, 팔을 위에서 밑으로 내릴 때 큰 힘을 쓰는
근육이다. 광배근 길이가 짧아지면 굽은 어깨가 되기 쉽다.

쉽게 찾는 법

몸통의 측면에 전체적으로 위치해 있어 어깨 밑의 옆구리라고 생각하면 쉽다.

광배근이란?

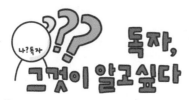

 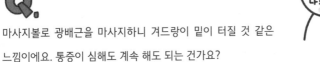

마사지볼로 광배근을 마사지하니 겨드랑이 밑이 터질 것 같은
느낌이에요. 통증이 심해도 계속 해도 되는 건가요?

A.

마사지부터 스트레칭 그리고 운동까지. 모두 가능한 범위 내에서 하는 것이 포인
트! 마사지를 할 때 참기 힘든 통증이 온다면 손이나 마사지볼을 굴리는 것을 중
단하고 한 자리를 꾸욱 뻐근할 정도만 눌러주는 것만으로도 충분히 효과가 있답
니다!

어깨를 강화시키는 운동법

굽 은 어 깨 , 라 운 드 숄 더

이제 대망의 운동 시작! 수 년간 어깨를 굽히고 다닌 당신, 간단한 방법으로 하루아침에 어깨를 펼 수 있다고 생각한다면 큰 오산! 엄살 부리지 말고 어서 따라오세요!

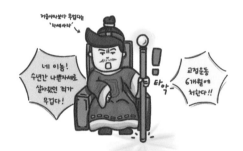

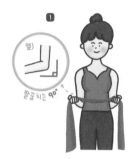

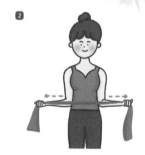

❶❷ 어깨 외회전근 운동 | 1~3세트 / 10~15회 |

팔꿈치를 90도로 든 자세에서 밴드를 잡은 후 마시고 내쉬는 호흡에 팔을 바깥쪽으로 회전시킵니다.

특징 & 기능

이 운동은 회전근개 중에서 외회전근육운동인데, 그중 극하근과 소원근을 말한다. 회전근개는 어깨의 안정성을 담당한다.

회전근개란?

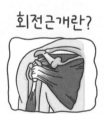

쉽게 찾는 법

어깨뼈(견갑골)를 덮고 있다고 생각하고 만지면 된다.

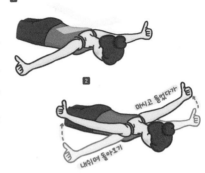

🔟 2️⃣ T레이즈 | 1~3세트 / 10~15회 |

엎드린 자세에서 양 팔을 옆으로 벌려 T 자로 몸을 만든 후 엄지손가락을 천장을 향하게 만들어줍니다. 이어서 엄지손가락을 천장으로 찌른다는 느낌으로 팔을 들었다가 내렸다가를 반복해줍니다.

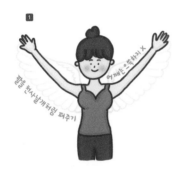

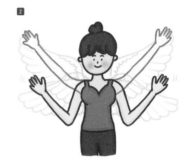

🔟 2️⃣ 어깨 당기기 운동 | 1~3세트 / 10~15회 |

벽에 등을 기대고 서서 팔을 들어 만세 자세를 만들어줍니다. 이후 벽에서 팔과 등이 떨어지지 않게 유지하면서 양 팔로 W자세를 만들었다가 만세 자세로 돌아 왔다가를 반복해줍니다.

특징 & 기능

승모근 전체는 목부터 등과 어깨까지 크게 내려오는 근육인데 중부승모근은 그중에서 가운데 있는 근육 섬유를 말한다. 어깨뼈(견갑골)를 안으로 모으는 기능을 한다. 굽은 어깨, 굽은 등일수록 승모근이 늘어나 있다고 할 수 있다.

쉽게 찾는 법

손을 어깻죽지 사이에 대고 팔을 T자로 만들면서 들면 쉽게 만질 수 있다.

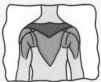

중부승모근이란?

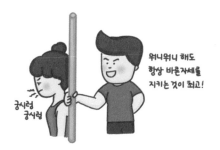

실제로 자세가 안 좋은 사람은 자세가 좋은 사람보다 자신감이 낮다는 연구결과가 있다고 해요. 그만큼 자세가 삶에 미치는 영향이 막대하다는 것! 당신의 어깨와 자신감은 지금 얼마나 펴져있나요?

Training 03

몸의 중심,
허리
part 1. 골반전방경사

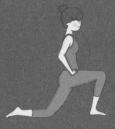

허리에 대한 셀프 진단

몸의 중심, 허리

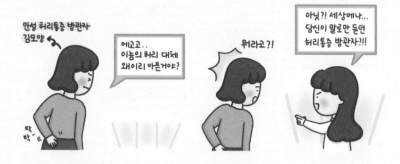

만성 허리 통증으로 고생하는 당신! 매번 아프면서도 정확한 원인조차 몰랐다구요?

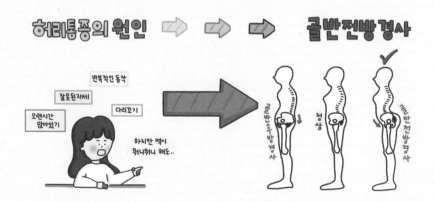

허리 통증은 반복적인 동작, 잘못된 자세, 오랜 시간 앉아있기, 다리 꼬기 등 다양한 원인으로 인해 발생하기도 하지만 대부분은 골반의 틀어짐으로 발생된다는 점!
이러한 골반 틀어짐은 회전되는 방향에 따라 골반전방경사와 골반후방경사로 나뉘는데 이번 챕터에서는 골반전방경사부터 알아보도록 할게요!

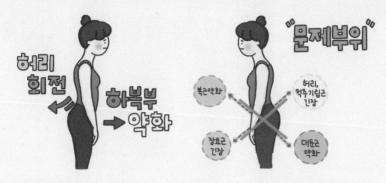

골반전방경사란 말 그대로 골반이 앞으로 회전되어 있는 상태를 뜻합니다. 골반이 앞으로 회전되면서 허리가 회전되고 엉덩이가 나오게 되는데(오리궁둥이), 심한 경우 만성 허리 통증까지 이어질 수 있으니 꼭 개선해야 하는 체형 중 하나랍니다.

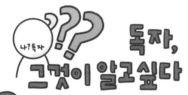

Q.

조금 과도해보일 수도 있지만 어쨌든 허리가 구부정한 것보다는 펴져있는 게 낫지 않나요?

A.

모르는 소리! 우리 몸은 항상 중립을 선호한답니다. 허리가 과도하게 펴지게 되면 허리 주변 근육들은 긴장해서 통증을 일으키고 상대적으로 엉덩이나 하복부 근육들은 모두 느슨해지게 됩니다. 또한 허리가 과도하게 펴지면 등이 굽게 되면서 장기적으로는 굽은 등과 거북목까지 발생할 수 있기 때문에 꼭 개선해야 하는 체형입니다.

골반전방경사 자가진단법

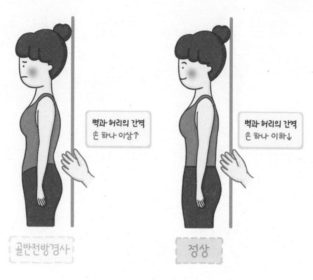

벽과 허리의 간격
손 하나 이상↑

골반전방경사

벽과 허리의 간격
손 하나 이하↓

정상

진단방법

벽에 등을 대고 섰을 때 벽과 허리 사이의 간격을 재도록 합니다.

진단결과

· **정상** | 허리가 중립인 상태로 벽과 허리의 간격이 손 하나가 들어갈 정도의 상태

· **골반전방경사** | 허리가 과도하게 말려있어 벽과 허리의 간격이 정상보다 큰 상태

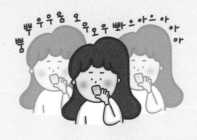

뿜뿜오빠! 이제 골반전방경사 관리법과 허리 통증 퇴치법 좀 알려주세요!

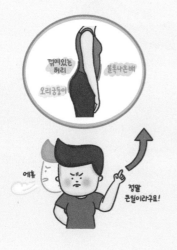

허리 통증의 원인 '골반전방경사'
골반전방경사는 골반이 앞으로 회전되면서 허리가 과도하게 꺾여서 허리와 주변 근육들을 긴장하게 만들어 통증을 유발하게 됩니다. 이뿐만이 아니에요. 허리 쪽으로만 긴장이 가다 보니 엉덩이, 허벅지, 하복부 근육은 모두 느슨해져서 약해진다구요!

이를 개선하기 위해서는 긴장을 풀어줄 마사지와 스트레칭부터 운동까지 조금 긴~여정이 될 테니 차근차근 잘 따라 와주세요.
그럼 마사지와 스트레칭부터 출바알!

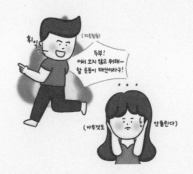

허리를 풀어주는 마사지와 스트레칭

몸의 중심, 허리

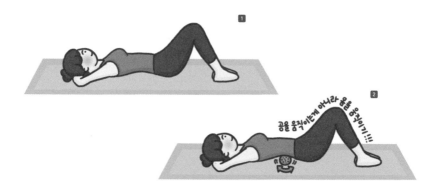

1 2 흉요근막 마사지 | 30초~90초 유지 / 1~2회 |

바닥에 누운 상태에서 고관절과 무릎을 구부린 후, 마사지볼을 통증이 오는 허리 부위
에 놓고 체중을 이용해 마사지해줍니다.

특징 & 기능

허리 쪽에 위치한 근막이다. 골반전방경사가 되면 흉요근막이 짧아지기 때문
에 늘여줘야 한다.

쉽게 찾는 법

골반에서 등 사이에 있는 허리를 덮고 있는 곳이라고 생각하면 된다.

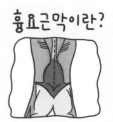

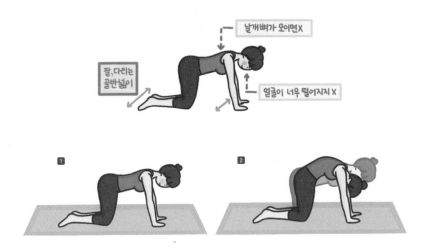

날개뼈가 모이면 X

팔, 다리는 골반넓이

얼굴이 너무 떨어지지 X

① ② 고양이 스트레칭 | 10~15초 유지 / 5~6회 |

팔은 어깨 넓이로 다리는 골반 넓이로 벌려 네발기기 자세를 만들어준 후 꼬리뼈를 말면서 허리를 둥글게 말아줍니다.

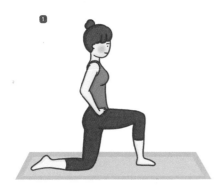
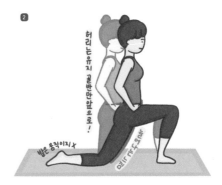

❶ ❷ 장요근 스트레칭 | 30초 유지 / 1~4회 |

런지 시작자세에서 무릎을 세운 다리 쪽으로 무게중심을 이동하면서 뒤에 위치한 다리
의 허벅지 앞쪽을 늘여줍니다.

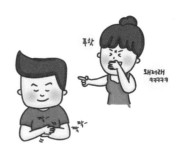

버릴 것이 하나 없다는 게 이런 말일까요? 골반
전방경사를 교정하는 운동과 마사지는 정말 하
나도 빼놓을 수 없는 운동뿐이라구요!

(전부 잘 따라 하라는 소리랍니다.)

특징 & 기능

허리뼈에서부터 대퇴골로 내려가는 근육이고 고관절을 굽힐 때 사용되는 근육
이다. 골반이 전방경사되면 장요근은 짧아지고 후방경사가 되면 길어진다.

쉽게 찾는 법

육안상으로는 보이지 않는다. 복부 근육에 의해서 덮여 있다. 전문가 없이 혼
자서 만지지 않는 것을 추천한다.(복부 깊숙이 눌러야 하기 때문)

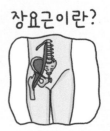

허리를 강화시키는 운동법

몸의 중심, 허리

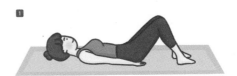

1 2 브릿지 | 1~3세트 / 10~15회 |
바닥에 누운 상태에서 무릎을 구부려
줍니다.
엉덩이를 하늘로 향한다는 느낌으로
들어 올려서 얼굴, 복부, 무릎의 지점
이 모두 일직선상에 오도록 허리를
평평하게 만들어줍니다.

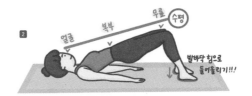

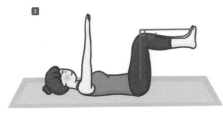

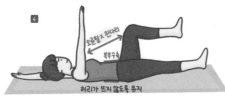

3 4 데드버그 | 1~3세트 / 10~15회 |
바닥에 누운 상태에서 무릎을 90도로
구부리고 양 팔은 천장을 향해 뻗어줍
니다. 천천히 오른쪽 다리와 왼쪽 팔을
내려줍니다. 다시 시작자세로 돌아온
후 교차로 반복해줍니다.

1 2 플랭크 | 1~3세트 / 10~15회 |

바닥에 어깨 넓이로 팔을 대고 다리는 골반 넓이로 벌려서 무릎은 대고 발끝은 세워줍니다. 엉덩이를 천장을 향해 들어 올린 후 허리, 엉덩이, 종아리가 일직선상에 올 수 있도록 허리를 평평하게 만들어줍니다. 생각보다 힘든 운동이므로 유지시간은 점차 늘려줍니다.

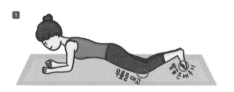

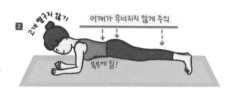

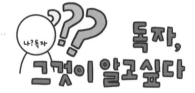

Q.

허리 통증을 개선하는데 왜 자꾸 코어(복부)운동을 하는 건가요?

A.

허리 통증이 발생하는 이유는 허리가 과도하게 꺾이면서 허리 주변 근육들이 긴장하기 때문입니다. 따라서 허리 주변 근육들은 마사지를 통해서 느슨하게 만들어줘야하고 반대로 복부나 하체는 튼튼하게 만들어서 허리 쪽으로 힘이 실리지 않도록 해줘야 하지요. 우리 몸은 모두 연결 되어 있기 때문에 하나의 근육을 느슨하게 만들기 위해서는 다른 근육을 강화시켜 줘야 한다구요!

대망의 플랭크까지 마쳤다면 운동 끝-!
지금까지 허리 통증을 일으키는 대표적 원인
중 하나인 골반전방경사 관리법에 대해서 알
아봤는데요.

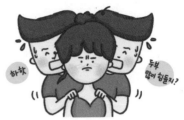

허리 통증의 대부분이 골반전방경사와 골반후방경사와 같은 골반의 변형에서 온다고
해요. 지속적인 관리 및 운동도 물론 중요하지만 가장 먼저 골반의 변형을 일으키는 나
쁜 습관부터 고쳐나가는 보는 것은 어떨까요?

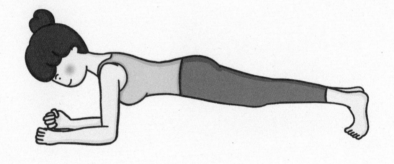

Training 03

몸의 중심,
허리

part2. 골반후방경사

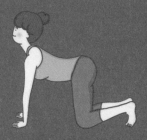

허리에 대한 셀프 진단

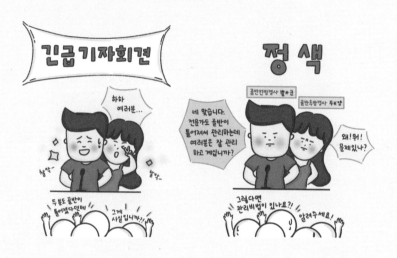

전문가라고 골반 틀어짐을 피해갈 수 있다고 생각한다면 큰 오산! 두부와 뿜뿜도 매일 꾸준한 관리를 통해 골반 틀어짐을 관리하고 있답니다. 이렇게 전문가들도 관리하는 골반! 당신은 얼마나 제대로 관리하고 있나요?

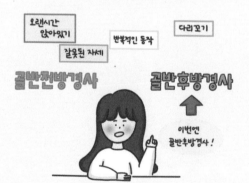

앞서 골반전방경사에 대해서 충분히 공부했다면 이번엔 반대로 골반이 뒤로 회전되어 있는 '골반후방경사'에 대해서 알아볼 시간!

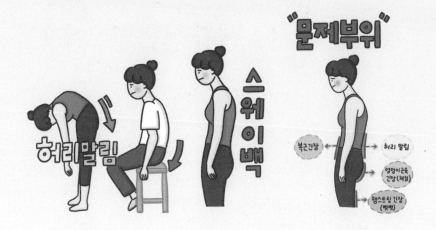

골반후방경사는 골반이 앞으로 회전되어 있는 골반전방경사와 반대로 골반이 뒤로 회전되어 있는 상태를 의미하는 체형입니다. 중립을 지켜야 하는 골반이 뒤로 회전되면서 허리 또한 둥글게 말려서 통증을 유발하는 것이랍니다.

이러한 골반후방경사 체형이라면 평소 물건을 주울 때 과도하게 허리를 숙이거나(숙이면서 엉덩이와 허리가 말림), 주로 허리와 골반이 말린채로 앉아있거나, 스웨이 백 체형이라는 사실!

골반후방경사 자가진단법

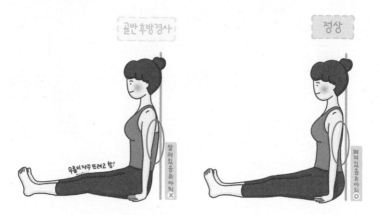

골반후방경사 / 정상

진단방법

벽에 다리를 완전히 편 상태로 기대어 앉았을 때의 허리 상태를 관찰하도록 합니다.

진단결과

· **정상** | 다리가 완전히 펴진 상태로 허리가 말리지 않고 아치가 생기는 상태

· **골반후방경사** | 반대로 허리가 펴지지 않고 말려있으며 허리를 억지로 펴봤을 때 무
 릎이 구부려지는 상태

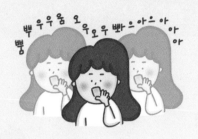

뿜뿜오빠! 골반후방경사 관리법 좀 알려주세요. 빨리빨리요!!!

두부의 고질병이기도 한 '골반후방경사' 참 관리하기 만만치 않은 체형 중 하나인데요.
허리가 말리면서 둔근, 햄스트링, 복근이 긴장되고 기립근, 고관절 및 굴곡근은 약해지게 됩니다. 물론 이런 체형의 경우 습관적으로 허리가 말리는 자세를 취하기 때문에 심해질수록 엉덩이는 처지고, 다리는 뻣뻣해지고 복부 힘은 없어진다는 점!

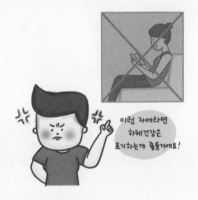

이런 자세라면
하체건강은
포기하는게 좋을거에요!

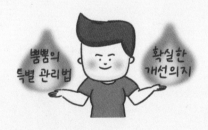

뿜뿜의
특별 관리법

확실한
개선의지

하지만 걱정할 필요 없어요. 골반후방경사도 전방경사 못지않은 특별한 관리법들이 준비되어 있으니 개선할 수 있다는 의지만 가지고 온다면 모든 준비 완료! 그럼 긴장되고 짧아진 근육들을 늘여줄 스트레칭부터 go go go!

허리를 풀어주는 마사지와 스트레칭

몸 의 중 심 , 허 리

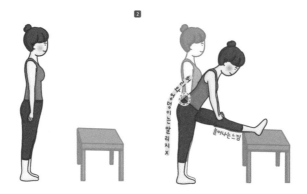

① ② **햄스트링 스트레칭** ① | 30초 유지 / 1~4회 |

스트레칭 하고자 하는 다리를 낮은 탁자 위에 올려줍니다. 허리와 엉덩이가 말리지 않

도록 주의하면서 상체를 앞으로 숙여서 햄스트링을 늘여줍니다. (반대쪽 다리 반복)

특징 & 기능

허벅지의 뒷면을 만드는 근육이다. 다리를 뒤로 뻗고 무릎을 굽히게 하는 기
능을 한다. 햄스트링이 짧으면 주로 골반후방경사가 된다. 그리고 허리를 숙
일 때 햄스트링이 짧으면 허리에 더 많은 무리가 간다.

쉽게 찾는 법

허벅지 뒤에 손을 대고 무릎을 굽혀 보면 튀어나와서 만지기 쉽다.

햄스트링이란?

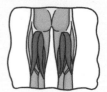

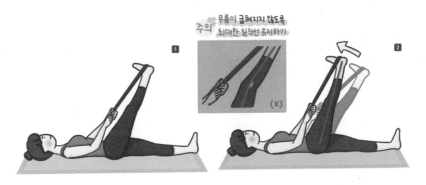

1 2 햄스트링 스트레칭 ② | 30초 유지 / 1~4회 |

바닥에 누운 상태에서 다리를 쭉 뻗어 위로 들어줍니다. 밴드를 발에 걸고 무릎이 접히지 않는 범위 내에서 다리를 상체 쪽으로 쭉 당겨줍니다.

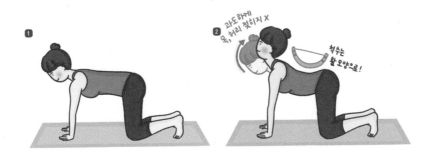

1 2 고양이 스트레칭 | 10~15초 유지 / 5~6회 |

팔은 어깨 넓이로 다리는 골반 넓이로 네발기기 자세를 만들어준 후 얼굴과 턱은 살짝 들어 천장을 향하고 상체는 바닥에 붙인다는 느낌으로 척추를 활 모양으로 만들어줍니다.

3

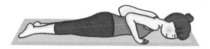

3 4 복근 스트레칭 | 10초 유지 / 3~5회 |

엎드린 상태로 어깨 넓이 만큼 팔을 벌려 바닥에 손을 댄 자세에서 팔꿈치는 떨어지지 않게 마시는 숨에 팔꿈치를 펴면서 상체를 세워줍니다. 어깨와 귀는 멀어지고, 턱은 당깁니다. 하복부가 바닥에서 지나치게 들리지 않도록 주의합니다.

4

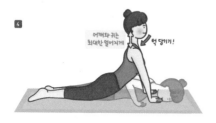

어깨와 귀는 최대한 멀어지게

턱 당기기!

스트레칭 많이 했다고 운동은 안해도 된다고 생각한다면 큰 오산! 이제 고관절 굴곡근과 기립근 강화하러 출발!

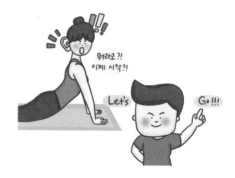

뭐라고?! 이제 시작?!

Let's Go!!!

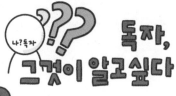

Q.

햄스트링과 허리가 무슨 연관이 있나요?

A.

햄스트링은 허리와 아주 밀접한 연관이 있는 근육 중 하나입니다. 햄스트링은 골반 뒤 쪽에 붙어 있는 근육으로 햄스트링이 짧아지면(스트레칭 부족 혹은 바르지 못한 자세) 골반을 뒤로 잡아당기면서 후방경사를 만든다는 사실! 따라서 충분한 스트레칭으로 햄스트링을 늘려줘야 후방경사 되어있는 허리(말려있는)를 펼 수 있답니다.

허리를 강화시키는 운동법

몸 의 중 심 , 허 리

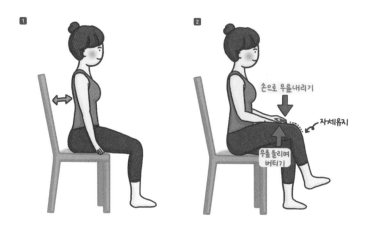

1 2 고관절 굴곡근 강화운동 | 10~15초 유지 / 5~6회 |

등받이가 없는 의자에 바르게 앉은 상태에서(등받이가 있다면 기대지 않도록 합니다.) 허리는
움직이지 않으면서 한쪽 다리를 천장 쪽으로 들어 올립니다. 이때 손으로는 들어 올린
다리를 바닥으로 눌러주고 다리는 계속해서 천장 쪽으로 들어 올리며 버팁니다.

* 허리를 전혀 움직이지 않고 유지하는 게 포인트, 무릎을 올릴 때 허리가 움직이지 않도록 고정합니다.

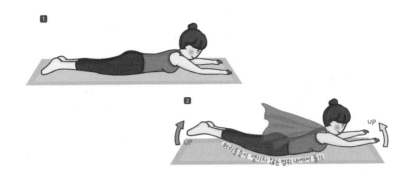

🔳🔳 척추 기립근 강화운동 | 10~15초 유지 / 5~6회 |

엎드린 상태에서 양 팔을 Y자로 만들어 준 후 양 팔을 들어 올리면서 양 다리도 함께 들어 올린 후 유지했다가 돌아옵니다. 허리에 통증이 느껴진다면 들어 올리는 범위를 줄여주세요.

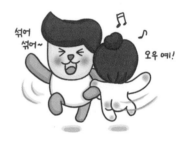

막상 운동을 따라 할 때는 복잡하고 어려운 것 같아 보이지만 사실 골반전방경사는 골반후방경사처럼 골반을 조금 말아서 중립을 만들어주고, 골반후방경사는 전방경사처럼 골반을 신전시켜서 중립을 만들어주는 원리로 모든 운동은 진행된답니다. 자세에 대한 정확한 인지와 운동의 원리만 이해한다면 모든 자세는 바르게 고칠 수 있다는 점 잊지 마세요!

그나저나 골반전방경사랑 골반후방경사 둘이 좀 섞어봐!!!

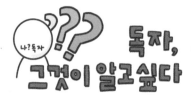

Q.

허리를 펴기가 너무 힘들어요. 자꾸 허리가 말리는데 어떻게 해

야 하나요?

A.

모든 운동의 포인트는 역 C자로 굽어있는 허리를 C자로 만들고 유지하는 데에 있

어요. 허리가 움직여서 말리기 시작한다면 운동효과가 전혀 없으니 허리가 유지되

는 선에서만 운동해주세요!

내 몸을 지탱하는
엉덩이, 힙업

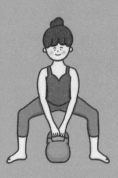

엉덩이에 대한 셀프 진단

몸을 지탱하는 엉덩이, 힙업

. . . 하고싶다

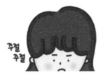
. . . 업 하고싶다

주절
주절

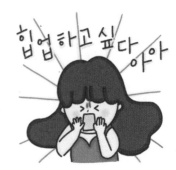
힙업하고 싶다아아

당신은 왜 힙업을 하고 싶은가요?
많은 사람들이 힙업을 하고 싶다
고는 하지만 '힙업이 필요한 진짜
이유'에 대해서는 모르는 경우가
많습니다.

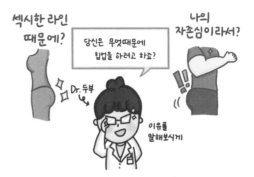

섹시한 라인
때문에?

당신은 무엇때문에
힙업을 하려고 하죠?

나의
자존심이라서?

Dr. 두부

이유를
말해보시게

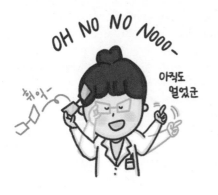

OH NO NO NOOO~

취어~

아직도 멀었군

한 때는 저도 힙업이 필요한 진짜 이유는 모른 채 단순히 '힙업 운동? 하면 좋기야 하겠지' 정도로만 생각 했으나 그 진짜 이유를 알고 나서부터는 '힙업은 선택이 아닌 필수!' 라고 생각하게 되었답니다.

사실 힙업이 필요한 진짜 이유는 앞서 배운 골반전방경사, 골반후방경사에서도 찾아볼 수 있어요.
전방경사와 후방경사, 서로 반대의 체형이지만 개선할 수 있는 해답은 모두 엉덩이에 있었다는 점!
이렇게 체형과 상관없이 누구에게나 필요한 힙업, 특히 이런 분들에게 꼭 필요하답니다.

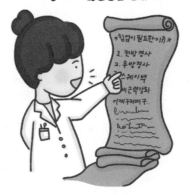

짜잔!
이렇게나 많을줄은 몰랐지?

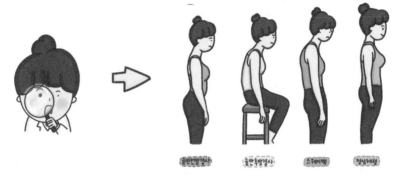

전방경사 | 후방경사 | 스웨이백 | 정상체형

전방경사, 후방경사, 그리고 스웨이백, 이러한 체형을 가졌다면 모두 약해진 엉덩이 근
육을 강화해야만 개선할 수 있기에 힙업이 절대적으로 필요하다는 사실!

게다가 정상체형이라고 해도 몸의 중심인 엉덩이 근육이 약해지면 언제든지 이런 체형
으로 변할 확률이 높다고 하니 힙업 운동은 역시나 선택사항이 아니라 필수사항이겠죠?

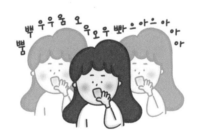

뿜뿜오빠! 힙업할 수 있는 방법 좀 알려주세요. 빨리빨리요!!!

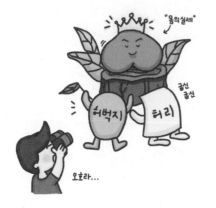

우리 몸의 숨은 실세 '엉덩이'
단순히 미용적인 측면으로만 엉덩이를 강화하기에는 엉덩이 근육이 지탱하고 있는 것이 너무나 많답니다.

따라서 평소 처지고 꺼진(?) 엉덩이가 콤플렉스였다면 분명 당신은 자세나 체형에 문제가 있는 사람일 확률이 높다는 사실!

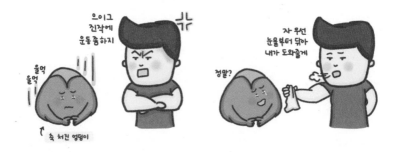

하지만 그렇다고 해도 걱정 말아요.
이번 챕터에서는 강력한 힙업 운동을 통해서 당신의 꺼진 엉덩이는 물론 자신감까지 업시켜줄 관리법이 준비되어 있답니다. 그럼 이제 운동에 앞서 긴장되고 수축된 엉덩이 근육을 늘여줄 스트레칭부터 go go go!

엉덩이를 풀어주는 마사지와 스트레칭

몸 을 지 탱 하 는 엉 덩 이 , 힙 업

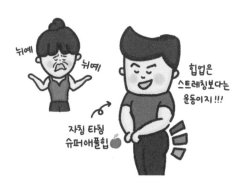

힙업은 마사지와 스트레칭보다는 운동을 위주로 진행해 볼 거예요.

종류별로 다양한 힙업 운동을 준비했으니 뿜뿜오빠만 믿고 팔로팔로미!

대둔근이란?

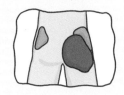

특징 & 기능

엉덩이의 대부분을 차지하는 큰 엉덩이 근육으로 다리를 뒤로 드는 역할을 한다. 좌식생활을 하는 우리나라 사람의 대부분이 약해져 있는 근육이다. 체형에 상관없이 꼭 강화시켜줘야 한다.

쉽게 찾는 법

엉덩이에 손을 대고 다리를 뒤로 들어보면 쉽게 느껴진다.

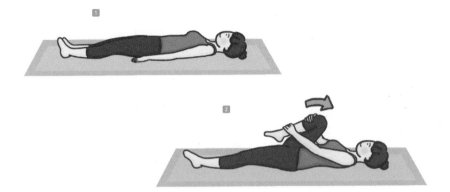

① ② 대둔근 스트레칭 | 30초 유지 / 1~4회 |

천장을 보고 바닥에 누운 상태에서 한 쪽 다리의 무릎을 굽혀 가슴 쪽으로 끌어 안아줍
니다. (반대쪽도 반복)

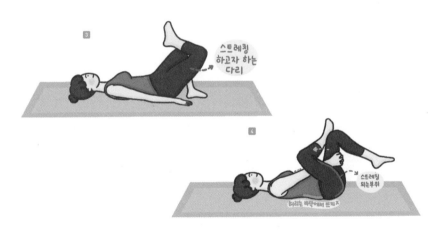

③ ④ 이상근 스트레칭 | 30초 유지 / 1~4회 |

스트레칭 하고자 하는 다리를 반대편 무릎 위에 접어서 포개어 얹고 밑에 위치한 다리
의 허벅지를 깍지 껴서 잡고 가슴 쪽으로 당겨줍니다.

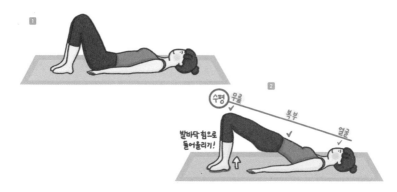

Training 04

엉덩이를 강화시키는 운동법

몸 을 지 탱 하 는 엉 덩 이 , 힙 업

1 2 누운 자세에서 브릿지 | 3세트 / 12회 |

바닥에 누운 상태에서 무릎을 구부려줍니다. 엉덩이를 하늘로 향한다는 느낌으로 들어 올려서 얼굴, 복부, 무릎의 지점이 모두 일직선상에 오도록 허리를 평평하게 만들어줍니다.

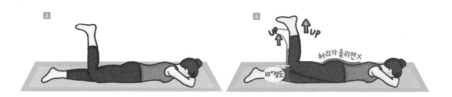

3 4 엎드린 자세에서 고관절 신전 | 3세트 / 12회 |

엎드린 자세에서 한 쪽 다리의 무릎을 접어서 발바닥이 천장을 향하게 만들어줍니다. 복부에 긴장을 유지하며 발바닥으로 천장을 찌른다는 느낌으로 다리를 올렸다 내렸다 반복해줍니다.

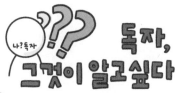

나?독자

나?독자

엉덩이 운동을 하는데 허리를 쓰지 않는 범위 내에서만 운동 하라는 게 무슨 말인가요? 어떻게든 좀 더 많이 움직여야 운동이 되는 거 아닌가요?

A.

대부분의 사람들이 엉덩이 운동을 할 때 가동범위를 과하게 움직이면 엉덩이에 더 자극이 올 것이라고 생각해서 잘못된 방법으로 운동을 하곤 합니다. 하지만 엉덩이는 하체 근육이고 허리는 몸통 근육인데 엉덩이가 아닌 허리를 사용하는 순간 우리는 몸통 운동을 하고 있는 셈이 되어버린답니다. 그 뿐인가요. 엉뚱하게 허리에 무리가 가서 허리 통증은 덤!

운동은 언제나 과유불급!

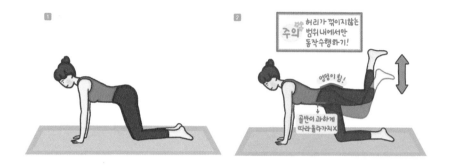

1 2 네발기기자세에서 고관절 신전 | 1~3세트 / 10~15회 |

네발기기자세에서 한쪽 다리의 무릎을 접어서 직각을 만들어 준 후 복부의 긴장을 유지하며 발바닥으로 천장을 찌른다는 느낌으로 다리를 올렸다 내렸다 반복해줍니다.

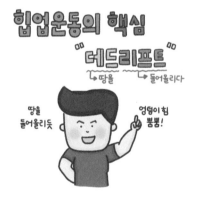

마지막 남은 두 가지 운동은 힙업 운동의 핵심 '데드리프트'

데드리프트는 땅을 들어 올린다는 의미를 갖고 있는데요. 앞선 힙업 운동들은 데드리프트를 잘 해내기 위한 선행학습으로 봐도 무방할 만큼 힙업 운동에 있어서 빼놓을 수 없는 운동이니 투정 부리지 말고 마지막까지 화이팅!

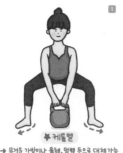

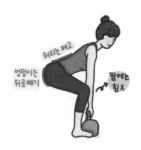

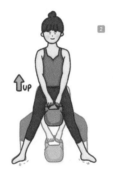

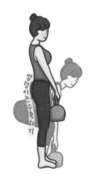

1 2 와이드 데드리프트 | 1~3세트 / 10~15회 |

다리를 어깨 넓이보다 넓게 벌리고 엉덩이를 뒤로 빼고 앉은 자세에서 케틀벨을 잡아줍니다. (복부와 엉덩이 힘으로 앉은 자세에서 케틀벨에는 손만 얹은 상태)

내쉬는 숨에 케틀벨을 들고 일어나는데 이 때 복부와 허벅지, 엉덩이 힘으로만 일어나도록 하며 팔에는 힘을 주지 않도록 합니다.

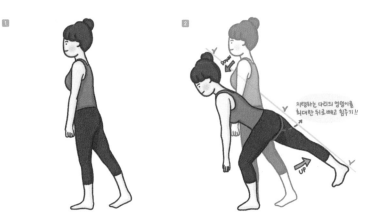

1 2 한발 데드리프트 | 1~3세트 / 10~15회 |

바르게 선 자세에서 한 쪽 다리만 약간 들어줍니다. 지탱하던 다리는 굽히면서 상체를 앞으로 숙여주고 들고 있던 다리는 뒤로 뻗어 머리, 엉덩이, 발뒤꿈치가 평행하도록 만들어 줍니다.

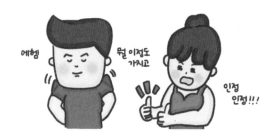

데드리프트까지 마쳤다면 이것으로 힙업 운동 끝!

이 수업으로 여러분은 힙업 운동의 핵심은 전부 배웠다고 생각하시면 된답니다. 앞으로도 여러분의 건강한 엉덩이와 자세를 위해서 잊지 말고 꾸준~히 운동해주기로 약속해요!

(뿜뿜오빠 괜히 엉덩이가 큰 게 아니었어.)

Training **05**

유리처럼
깨지기 쉬운,
무릎

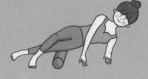

무릎에 대한 셀프 진단

유리처럼 깨지기 쉬운, 무릎

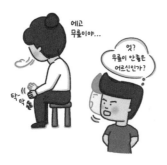

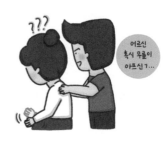

내 나이가 몇인데 무릎 통증이라니!

통증을 인정하지 않거나 개선하는 방법을 잘
모르기 때문에 방치 하기 쉬운 무릎 통증!

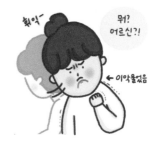

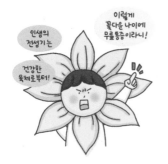

보통은 할머니, 할아버지의 연세에 발견되어야 바
람직(?)해 보이는 무릎 통증이지만, 단지 무릎을 많
이 사용해서만 통증이 생긴다고 생각한다면 큰 오
산이랍니다. 무릎 통증이 발생하는 이유도 천차만
별이라구요.

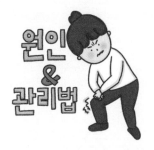

정말이지 들으면 들을수록 지긋지긋한 무릎 통증! 원인은 크게 '무릎 근육의 불균형'과 '엉덩이 근육의 약화' 이렇게 두 가지로 나누어 볼 수 있는데요. 지금부터 그 원인과 관리법에 대해서 더 자세하게 알아보도록 해요.

원인 ① | 무릎 근육의 불균형

무릎 근육의 불균형은 곧 대퇴사두근의 불균형을 뜻합니다. 대퇴사두근은 우리말로 '넙다리네갈래근'으로 즉 네 개의 머리로 구성되어 있는 근육인데요. 이 네 개의 머리가 균형이 맞지 않으면 무릎뼈를 비정상적인 방향으로 잡아당겨서 무릎 통증을 유발하게 됩니다.

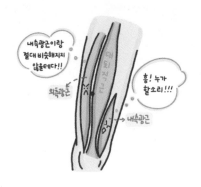

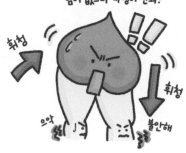

원인 ② | 엉덩이 근육의 약화

엉덩이 근육의 약화로 인한 무릎 통증은 골반에 위치한 중둔근이나 대둔근과 같은 엉덩이 근육이 약해져서 무릎을 안쪽으로 회전시켜 통증을 유발하는 현상을 뜻하는데요. 무릎 통증에 웬 엉덩이 근육이냐구요? 이런… 그런 질문을 한다면 다시 힙업 편(71쪽)을 공부하고 와야 함이 분명하군요. 힙업은 어디를 가나 빼 놓을 수 없다구요!

---

* 발목이 약해도 무릎 통증이 생기기도 하는데, 발의 아치에 대한 내용은 'Training 07 발의 통증을 잡는 피 땀 눈물'에서 확인해 주세요.

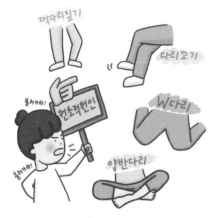

그리고 무엇보다!!!

앞의 두 원인을 유발하는 원초적인 원인은 바로 잘못된 자세와 습관!

다리꼬기, 짝다리 짚기, 양반다리, W다리 등 잘못된 자세로 인해 모든 비극이 시작된다는 것을 꼭 잊지 마세요.

휴… 무릎! 설명하면 할수록 까다로운 관절인 게 분명하네요. 이쯤에서 뿜뿜오빠를 빨리 불러야겠어요.

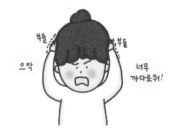

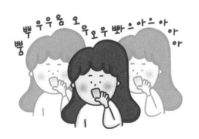

뿜뿜오빠!!! 이제부터 오빠가 다 설명해주세요. 빨리빨리요!

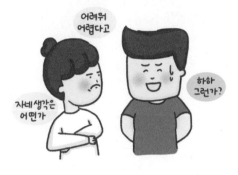

하하… 목이나 어깨에 비해서 무릎 관절은 비전문가에게는 조금 생소한 관절일 수 있답니다. 하지만 이제 무릎 통증의 원인은 다 알았으니 간단하게 자가진단을 통해 원인을 정확히 알고 관리만 꾸준히 해준다면 무릎도 걱정 없다구요!

그래서 준비한 '한발 스쿼트 자가진단법'! 사실 어떤 원인으로 무릎 통증이 발생했는지 정확히 알고 넘어가면 가장 좋겠지만, 아무리 설명해줘도 자가로 진단해보기에는 너무나 어려운 전문지식이기에 (말만 들어도 어려운 대퇴사두근 수축 타이밍 검사 등…) 우리는 간단한 '한발 스쿼트 검사' 로 자가진단을 해보도록 해요.

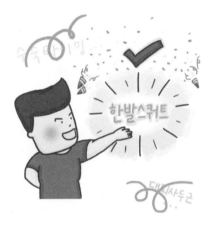

무릎통증 자가진단법

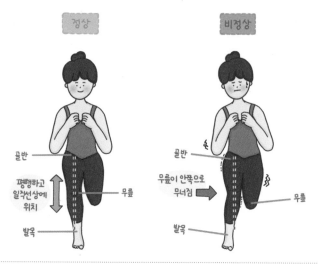

정상   비정상

골반 — 평행하고 일직선상에 위치 — 무릎 — 발목

골반 — 무릎이 안쪽으로 무너짐 — 무릎 — 발목

진단방법

· **한발 스쿼트 검사** | 양 손을 허리에 대고 한 발로 섭니다. 자세를 유지하며 반대쪽 무릎(들지 않은 쪽)을 30도 정도 구부려 앉습니다.

진단결과

· **정상** | 골반, 무릎, 발목이 일직선을 이루는 상태.

· **비정상** | 골반의 높이가 다름, 무릎이 안쪽으로 기움, 발목이 무너지거나 회전됨.

한발 스쿼트 검사로 정상이 아님이 의심된다면 앞으로 나올 관리법을 꾸준히 따라 해주세요. 어떤 원인이든지 간에 무릎 통증을 완화시킬 수 있답니다. 대퇴사두근의 불균형이든 엉덩이 근육이 약해서이든 간에 무릎 통증 관리법은 모두 똑같으니까요.

걱정 말고 팔로팔로미!

무릎을 풀어주는 마사지와 스트레칭

유 리 처 럼 깨 지 기 쉬 운 , 무 릎

운동에 앞서 외측광근 이완 및 스트레칭부터 해보도록 할 거예요. 외측광근은 대퇴사두근 중 바깥쪽에 위치한 근육으로 체중을 지지하면서 많은 힘을 쓰는 근육이기 때문에 그만큼 스트레스를 많이 받는 근육이랍니다. 그러니 스트레칭은 더더욱 필수!

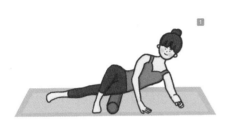
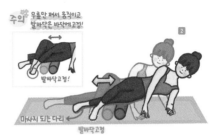

주의 무릎만 펴서 움직이고 발바닥은 바닥에고정!

발바닥고정!

마사지 되는 다리

발바닥고정

1 2 외측광근 이완 및 스트레칭 | 30초~90초 유지 / 1~2회 |

폼롤러를 대퇴부 측면에 두고 몸은 일직선을 만들어 누워줍니다.

이 때 반대쪽 다리는 90도로 굽혀 앞쪽 지면에 위치시킵니다. 발바닥은 지면에 붙인 상태로 앞쪽 무릎(다리)만 굽혔다 폈다 하는 느낌으로 폼롤러를 굴려서 대퇴부 측면을 골고루 마사지 해줍니다. 뭉친 부위를 위주로 롤링 해주고 체중을 실어 꾹 눌러줍니다.

외측광근이란?

특징 & 기능
허벅지 앞쪽 근육인 대퇴사두근 중에서 바깥쪽에 있다고 해서 외측광근이다. 주로 서 있을 때 힘이 많이 실리며 내측광근보다 더 긴장되는 경우가 많아서 무릎이 아픈 사람은 특히 외측광근을 마사지와 스트레칭 해줘야 한다.

쉽게 찾는 법
앉은 자세에서 무릎을 펴보면 근육의 갈래가 생기는데 바깥쪽에 있는 갈래가 외측광근이다.

무릎을 강화시키는 운동법

다음은 내측광근과 엉덩이 근육을 강화해 줄 차례! 긴장된 외측광근은 무릎을 안쪽으로 무너지게 하기 때문에 안쪽에 위치한 내측광근을 시작으로 엉덩이까지 고루고루 강화해주는 것이 무릎 운동의 핵심이랍니다!

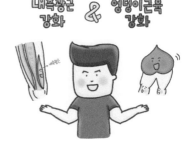

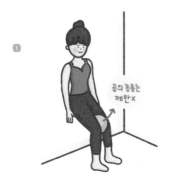

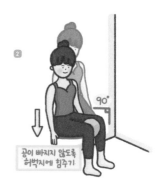

① ② Wall 스쿼트 | 1~3세트 / 10~15회 |

벽에 등을 기대고 서서 다리를 어깨 넓이만큼 벌린 후 허벅지 사이에 공을 끼워줍니다.
공이 빠지지 않을 정도로 허벅지에 힘을 준 자세를 유지하며 내쉬는 숨에 무릎만 구부려 앉은 상태로 10초 정도 버틴 후 돌아옵니다.

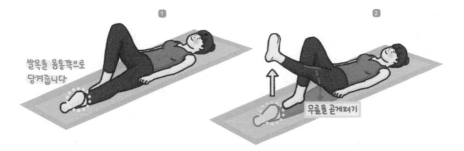

발목을 몸통쪽으로
당겨줍니다

무릎을 곧게펴기

❶❷ 다리 펴서 들어올리기 | 1~3세트 / 10~15회 |

바로 누운 상태에서 한 쪽 무릎은 굽혀 세우고 반대쪽 다리의 무릎은 펴서 발목을 몸 쪽으로 당겨줍니다. 곧게 편 다리를 천장 방향으로 들었다가 내렸다가를 반복해줍니다. 다리는 가능한 높이까지만 들어올립니다.

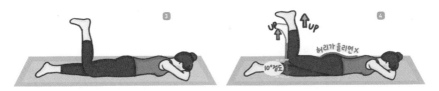

허리가 틀리면X

10°정도

❸❹ 엎드린 자세에서 고관절 신전 | 1~3세트 / 10~15회 |

엎드린 자세에서 한 쪽 다리의 무릎을 접어서 발바닥이 천장을 향하게 만들어줍니다. 복부에 긴장을 유지하면서 발바닥으로 천장을 찌른다는 느낌으로 다리를 올렸다 내렸다 반복해줍니다.

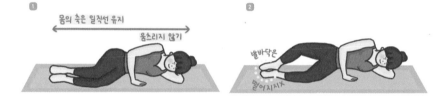

1 2 조개 운동 | 1~3세트 / 10~15회 |

옆으로 누운 상태에서 밑에 있는 팔 위에 머리를 가볍게 대고 무릎은 앞쪽으로 90도 정도 굽혀줍니다. 발이 떨어지지 않게 주의하면서 위쪽 다리의 무릎을 천천히 들어 올려서 5초 정도 버틴 후 돌아옵니다.

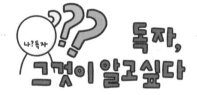

무릎을 강화하는데 왜 엉덩이 운동을 하는 건가요?

A.

이런 말이 있습니다. "세상에 쓸모없는 엉덩이 운동은 없다!" 앞서 지겹게 배웠던 것처럼 엉덩이 근육의 약화는 수많은 부작용들을 불러일으키곤 하는데 무릎 통증 역시 그 중 하나입니다. 골반에 위치한 중둔근, 대둔근과 같은 엉덩이 근육이 약해지면서 골반의 균형을 유지하지 못하게 되고, 이는 곧 무릎을 안쪽으로 회전시켜 결과적으로는 무릎 통증을 유발하게 된다는 사실! 따라서 무릎 통증을 해결하기 위해서는 엉덩이 근육 강화가 필수랍니다.

장소에 따른 사물을 이용한 관리법

유 리 처 럼   깨 지 기   쉬 운 , 무 릎

지금부터는 일상생활 어디에서든 쉽게 따라할 수 있는 무릎 운동을 배워보도록 할 거예요.
어디에서든 할 수 있는 만큼 평소에 관리해주는 것은 당연히 필수겠지요?

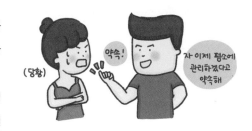

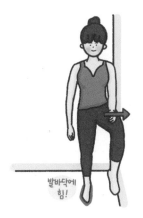

한발 서기 운동 | 10~15초 유지 / 5~6회 |

무릎을 90도 높이로 들어 올린 다음 다리를 벽에 기대줍니다. 들어 올린 다리로는 벽을 밀어주고 체중을 지지하는 다리는 발뒤꿈치에 힘을 실어 10~15초 정도 유지한 후 돌아옵니다.

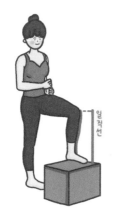

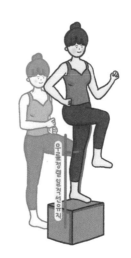

1 2 계단 오르기 운동 | 1~3세트 / 10~15회 |

한 쪽 다리를 계단(박스) 위에 올린 상태에서 무릎 정렬이 일직선이 되도록 만들어줍니다. 무릎 정렬이 일직선을 유지할 수 있도록 하면서 천천히 반대쪽 발을 들어 올렸다 내렸다를 반복해줍니다.

여기까지 무릎 통증 관리법 끝!
무릎이 건강해야 오래오래 꽃다운
나이를 유지할 수 있다는 사실 모
두 잘 알고 있죠? 지금 당장 무릎이
아프지 않더라도 가끔 이상한 소리
가 나고, 불안정하다는 느낌이 든

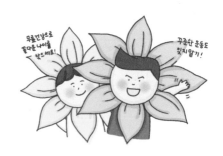

다면 무릎이 이상신호를 보내고 있는 것 일지도 모르니 무시하지 말고 더 늦기 전에 관리해보도록 해요. 그럼 모두의 꽃다운 무릎 나이 화이팅!

Training **06**

손의 통증을
잡아주는
피 땀 눈물

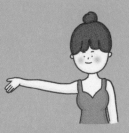

손과 손목에 대한 셀프 진단

손 의 통 증 을 잡 아 주 는 피 땀 눈 물

왜인지 모르게 손목이 저릿저릿하고 손에 힘이
빠져서 물건을 자주 떨어트리거나 밤이 되면 증
상이 더욱 심해져서 어깨와 목까지 아픈 것 같은
당신!

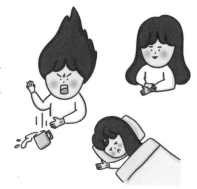

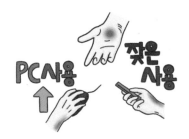

손목터널증후군이 분명하군요….

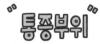

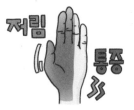

손목터널증후군은 장시간 PC를 사용하는 현대인들에게 아주 흔한 질병 중 하나입니다.

직장인뿐만 아니라 주부님들과 같이 손을 많이 사용하는 사람이라면 누구나 쉽게 노출

이 된답니다. (특히 손목의 근력이 약한 여성에게 쉽게 발생 한다고 하네요!)

통증 부위는 손, 손가락 등 수근 관절 주위 부분이 저리고 아픈 것이 대표적입니다.

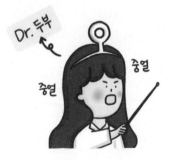 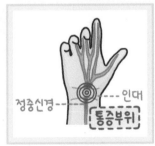

그 원인을 살펴보자면 손목에 있는 수근관이라는 관(터널)이 압박되어 생기게 되는데 수근관은 정중신경과 손가락을 움직이는 힘줄이 통과하는 일종의 터널 역할을 하는 관으로 이 공간이 눌리거나 압박 되면서 손목에 통증이 생기는 손목터널증후군이 발생하게 된답니다.

손목터널종후군 자가진단법

팔렌검사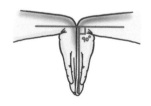

티넬검사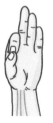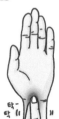

이러한 손목터널증후군 자가진단법은 대표적으로 팔렌검사와, 티넬검사로 간단하게 해 볼 수 있습니다.

진단방법

· **팔렌 검사**

손목을 직각으로 구부려 손등을 마주보게 한 자세를 1분 동안 유지한 후 저림이나 통증이 느껴지는지 확인합니다.

· **티넬 검사**

엄지와 검지를 맞대고 손목을 살짝 구부렸을 때 만져지는 두 개의 힘줄 사이 부분을 지그시 누르거나 툭 툭 쳤을 때 저림이나 통증이 느껴지는지 확인합니다.

진단결과

위의 동작들을 수행한 후 두 검사 모두에서 통증이나 저림 현상이 나타난다면 당신은 아마도 '손목터널증후군'일 확률이 매우 높다는 사실!

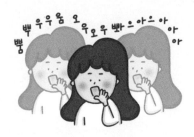

뿜뿜오빠! 손목터널증후군 관리 방법 좀 알려주세요!

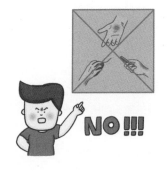

현대인이라면 누구나 피해가기 힘든 '손목터널증후군' 특별히 증상이 심하지 않다면 찜질이나 마사지, 스트레칭으로 충분히 개선할 수 있어요. 하지만 무엇보다 손목과 손가락 사용을 자제하는 것이 가장 중요합니다.
방치하게 될 경우 손목 터널을 인위적으로 넓히는 외과적 수술이 필요할 수 있으니 증상은 발견되는 즉시! 관리해주어야 한답니다.

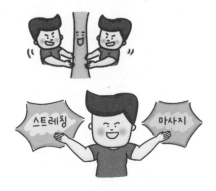

이러한 손목터널증후군은 좁아진 수근관을 넓혀주는 것이 핵심이기 때문에 다른 관리법과 달리 마사지와 스트레칭을 중심으로 배워보도록 할 거예요. 그럼 모두 팔로팔로미!

손과 손목을 풀어주는 마사지

손의 통증을 잡아주는 피 땀 눈물

이제 본격적으로 마사지하는 법에 대해서 알아볼까요?
손목터널증후군을 위한 마사지는 손목굴곡근이 시작되
는 부분과 손목 터널이 지나가는 부분을 중점적으로 마
사지 해주도록 할 거예요. 굴곡근과 터널부위 모두 통증
을 유발하는 직접적인 부분이기 때문에 마사지는 필수!

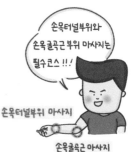

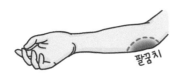

손목굴곡근 마사지 | 30초~90초 유지 / 1~2회 |

손목굴곡근이 시작되는 부분을 찾아준 후 (손바닥이
하늘을 보인 상태에서 팔꿈치 안쪽의 근육을 눌러보다가 아픈
부분이 마사지해야 하는 부위) 통증이 오는 부위를 꾹 눌
러줍니다. 살살 돌려주는 방법도 있지만 통증이 심
하다면 꾹 눌러주기만 합니다.

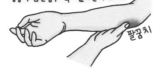

특징 & 기능
전완의 앞쪽(손바닥면)에 위치해있고, 손목을 굽히는 근육이다. 손목에 있는
수근관터널(손목터널)에서 힘줄로 지나가는데, 이 부분이 좁아지게 되면 손
목터널증후군이 되는 것이다. 따라서 평소에 꾸준히 스트레칭과 마사지를
해줄 필요가 있다.

쉽게 찾는 법
팔꿈치가 접히는 곳에서 손목까지 그 사이에 있다고 생각하고 만지면 된다.

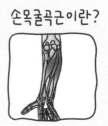

손목굴곡근이란?

중요 손목터널부위 찾는 법

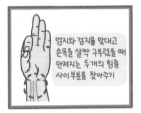

엄지와 검지를 맞대고 손목을 살짝 구부렸을 때 만져지는 두개의 힘줄 사이부분을 찾아주기

엄지두덩도 함께 눌러주면 더욱 좋아요 !!!

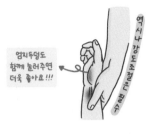

역시나 강도조절은 필수

손목터널부분 마사지 | 30초~90초 유지 / 1~2회 |

손목터널이 지나가는 부분을 찾아서 통증이 오는 부위를 주변으로 꾹 꾹 눌러줍니다.
위쪽에 위치한 엄지두덩(엄지손가락 밑의 볼록한 부분)도 함께 눌러주면 더욱 좋습니다.

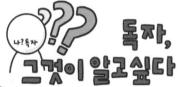

독자, 그것이 알고싶다

Q.

손목보호를 위해 손목밴드를 쓰고 있는데 통증이 개선되지 않아요. 무엇이 문제인가요?

A.

앞서 말했듯이 손목터널증후군은 손목을 지나가는 수근관이 압박되어 생기는 증후군으로 압박된 수근관을 넓혀주고 이완시키는 관리를 해 주는 것이 가장 중요합니다. 따라서 손목을 압박하는 손목밴드를 사용할 경우 자칫하면 오히려 손목터널증후군을 더욱 악화시킬 수 있답니다.

손과 손목을 강화하는 스트레칭

손의 통증을 잡아주는 피 땀 눈물

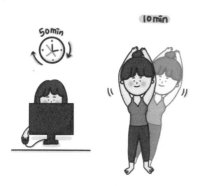

50분 일한 당신 10분 쉬어라

가장 중요한 것은 반복적인 동작을 피하는 것! 장시간 손목을 사용했다면 중간 중간 휴식기를 가져주는 것이 중요합니다. 50분을 일했다면 10분 정도는 쉬는 시간을 가져주세요. 이 때 손과 팔을 쭉쭉 펴주는 듯한 스트레칭과 마사지를 해주면 금상첨화!

이번 스트레칭은 간단하지만 아주 효과적인 스트레칭 중 하나입니다. 손가락을 자주 굽히는 방향의 반대로 스트레칭을 해줌으로써 반복적인 사용으로 짧아진 근육을 늘여주는 것이 핵심!

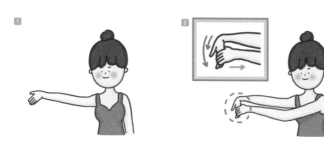

1 2 손목굴곡근 스트레칭 | 30초 유지 / 1~4회 |

팔을 앞으로 쭉 펴줍니다. 손바닥이 정면을 향하도록 손목을 젖히면서(90도 내외로) 손목굴곡근을 천천히 늘여줍니다.

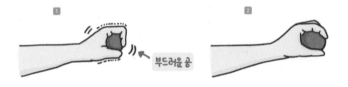

① ② 손목굴곡근 강화 스트레칭 | 1~3세트 / 10~15회 |

부드러운 공을 손으로 가볍게 쥐어준 상태에서 공을 세게 쥐었다 놓았다를 반복해줍니다.

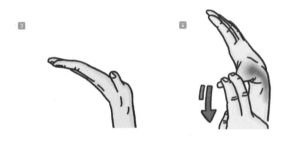

③ ④ 엄지 모음근 스트레칭 | 5초 유지 / 1~4회 |

손가락을 모두 편 상태에서 손목을 젖힌 후 엄지를 밑으로 당겨서 5초간 유지해줍니다.

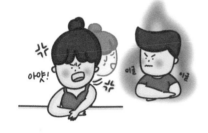

신체 중 가장 많이 쓰는 관절 중 하나인 '손목' 더욱 더 세심하고 꾸준하게 관리해줘야 오래오래 건강하게 쓸 수 있다는 점. 언제나 잊지 말기로 해요!

Training **07**

발의 통증을
잡아주는
피 땀 눈물

발과 발목에 대한 셀프 진단

발의 통증을 잡아주는 피 땀 눈물

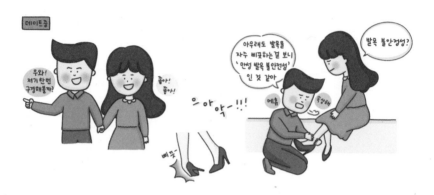

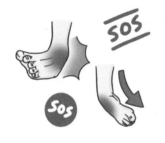

허구한 날 삐끗 삐끗!

잊을만하면 발목을 삐어 버리는 당신. 자주 그리고 반복적으로 일어나다 보니 단순히 발을 헛딛어서 그렇다고 생각하기 쉽지만 장시간 이러한 발목의 SOS신호를 방치하다 보면 발목은 물론 다른 신체부위에서도 문제가 발생할 수 있답니다.

대체 발목과 다른 신체 부위가 무슨 상관이 있냐구요?
어허 큰일 날 소리!

우리의 신체는 모두 유기적으로 연결되어 있기 때문에 발과 발목에 문제가 생기면 그 위로 위치한 무릎, 고관절 그리고 골반까지 영향을 끼치게 된다구요. 따라서 앞서 배운 '허리', '무릎'에 문제가 있었던 분이라면 이번 '발목'편도 주목해야 한다는 사실!

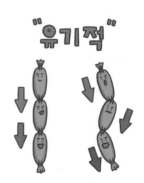

이제 발목 통증을 단순히 치부했다가는 큰일 날 수 있
다는 점! 다들 잘 알았죠?
지금부터는 발목 통증의 원인과 관리법에 대해서 알아
보도록 해요!

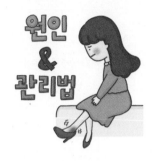

원인 ① | 과거에 발목을 삔 이후로 재활 운동을 하지 않은 경우

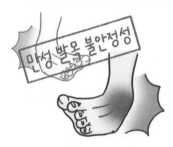

발목은 특히 반복손상이 많은 신체 부위 중 하나입
니다. 이전에 다친 적이 있는데 올바른 재활 운동
을 하지 않았더라면 역시 다시 삘 위험이 있다는
말이죠. 이처럼 발목이 불안정하고 꺾이는 현상이
반복되는 것을 만성 발목 불안정성이라고 합니다.

원인 ② | 하이힐과 같은 높은 굽의 신발의 잦은 착용

하이힐과 같이 높은 굽의 신발을 신게 되면
발목은 까치발을 들고 있는 것 같은 모양을
하게 됩니다. 발목의 관절이 견고하지 않고
매우 불안정한 상태가 되기 때문에 발목을 삘
확률도 더욱 높은 것이지요. 앞서 만성 발목
불안정성인 여성이 하이힐을 신고 다닌다면
불난 집에 부채질 하는 꼴이라는 것!

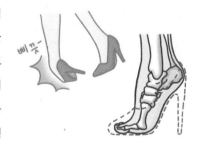

원인 ③ | 골반과 무릎이 좋지 않은 경우

땅에 발을 딛게 되면 지면의 반발력이 발을 타고 신체의 위로 올라가게 됩니다. 따라서 발과 발목의 위에 위치한 신체 부위인 무릎과 골반은 직접적인 영향권에 속한 관절이라고 볼 수 있습니다. 혹 무릎이나 골반의 자세가 불균형 하다면 발과 발목은 불안정한 상황에 쉽게 처할 수 있다는 말!

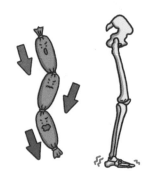

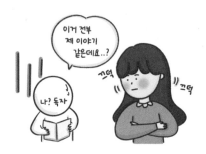

어떻게 된 일인지 전부 내 얘기 같다구요? 그렇다면 이제는 자가진단을 통해 정확한 판정을 받아볼 시간! 통증의 원인을 정확하게 알고 관리해준다면 누구나 통증에서 벗어날 수 있다는 사실을 잊지 마세요.

발목통증자가진단법

자세평가

  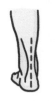 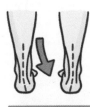

발목회내(평발)   **정상**   **발목회외(요족)**

진단방법

· **자세 평가**

　의식하지 않고 선 상태에서 발뒤꿈치의 중간과 아킬레스건을 잇는 선을 그어줍니다.

진단결과

· **정상** | 발뒤꿈치의 중간과 아킬레스건을 이은 선이 수직.

· **비정상**(평발) | 왼발을 기준으로 선이 밖으로 각도가 생김.

---

* 평발은 아치가 작아진 것이고 요족은 아치가 과도하게 생긴 것입니다. (실제로 요족 보다는 평발
　인 경우가 훨씬 많음)

스쿼트 검사

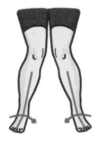 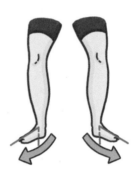

진단방법

· **스쿼트 검사**
  일반적인 스쿼트를 할 때의 발 모양을 잘 관찰해봅니다.

진단결과

· **정상** | 스쿼트를 할 때 균형이 무너지지 않음.
· **비정상** | 발의 아치가 무너짐. 무릎과 발이 안쪽으로 회전됨. 발과 정강이가 안쪽
  으로 회전됨.

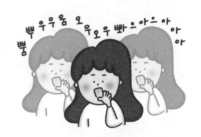

뿜뿜오빠! 만성적으로 불안정한 발목부터 평발까지 모두 다 관리할 수 있는 발의 통증을 잡는 관리법 좀 알려주세요!

작지만 강한! 우리 몸의 지지대 '발'
발은 신체의 부위 중 가장 아래쪽에 위치해 있어 단순히 땅을 밟고 다니는 역할로만 생각하기 쉽지요.

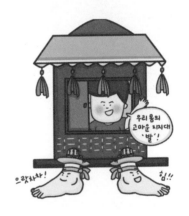

하지만 발은 몸의 움직임을 이끌어내는 지지대로써 걸을 때마다 많은 양의 지면반발력을 견뎌야 하는 아주 중요한 관절이라는 사실! 그만큼 스트레스도 많이 받게 된답니다.

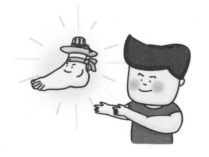

스트레스 받은 관절에는 역시나 마사지와 스트레칭만한 게 없죠. 따라서 유연성이 떨어진 발과 발목 근육의 스트레칭과 약해진 근육을 위한 강화운동, 마지막으로 발과 발목 관리법의 핵심이라고 볼 수 있는 '밸런스 운동'을 배워보도록 할게요!

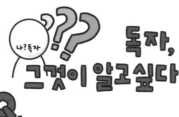

독자, 그것이 알고싶다

Q.

발목을 관리하는데 있어서 밸런스 운동이 중요한 이유가 뭔가요?

A.

우리 몸에는 몸의 밸런스 즉, 균형을 잡게 해주는 감각기관이 있습니다. 이 기관은 특히 발목에 발달되어 있는데 발목을 삐게 되면 그 기능에 문제가 생기게 되고 이는 곧 밸런스 능력의 저하로 이어지게 됩니다. 또한 발목이 제 기능을 못하다 보니 다른 관절에 과도하게 부하가 실리게 되어 통증이 일어나게 된다는 점! 따라서 균형을 잡게 해주는 감각기관을 되살리는 것이 발목의 기능을 향상시키고 통증을 감소시키는 핵심이라고 볼 수 있답니다.

발과 발목을 풀어주는 마사지와 스트레칭

발의 통증을 잡아주는 피 땀 눈물

장딴지근(비복근) 스트레칭 | 30초 유지 / 1~4회 |

① 벽을 미는 자세로 섭니다. 이 때 앞쪽 무릎은
굽히고 뒤쪽 무릎은 펴줍니다.

② 스트레칭 할 다리를 뒤로 뻗은 상태에서 종아리
뒷면이 스트레칭 되는 느낌으로 자세를 유지해
줍니다. 이때 발뒤꿈치가 바닥에서 떨어지지 않
도록 합니다.

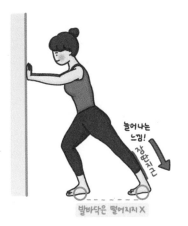

늘어나는 느낌! 장딴지근

발바닥은 떨어지지 X

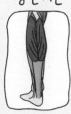

장딴지근

특징 & 기능

흔히 종아리 알 생겼다고 표현하는 바로 그 근육이다. 안쪽과 바깥쪽 두 갈래로 생겨 있
고 아킬레스건을 통해서 발뒤꿈치에 붙는다. 특히, 높은 구두를 많이 신는 여성들의 장
딴지근은 많이 긴장되어 있다.

쉽게 찾는 법

까치발을 들고 거울을 보면 본인의 종아리 알을 선명하게 볼 수 있다.

가자미근 스트레칭 | 30초 유지 / 1~4회 |

① 벽을 미는 자세로 서서 뒤쪽 무릎도 굽혀줍니다.

② 스트레칭 할 다리를 뒤로 뻗은 상태에서 종아리 뒷
면이 늘어나는 느낌으로 자세를 유지해줍니다. 이
때 발뒤꿈치가 바닥에서 떨어지지 않도록 합니다.

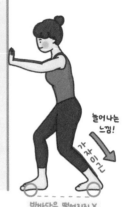

늘어나는
느낌!

가자미근

발바닥은 떨어지지 X

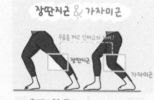

장딴지근 & 가자미근

무릎을 펴고 안펴고의 차이!

장딴지근

가자미근

발바닥이 모두 떨어지지 않는 것이 포인트!

· 비슷한 듯 다른 스트레칭

장딴지근 스트레칭과 가자미근 스트레칭의 차이는 스트레칭
하는 다리의 무릎을 펴고 안 펴고의 차이!

가자미근

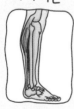

특징 & 기능

비복근의 속에 있는 근육이다. 가자미근은 하체의 정맥을 다시 심장으로 올리는 펌프
역할을 해서 '제2의 심장'이라는 별명이 있다. 하체 부종의 문제 원인 중 하나가 가자
미근이다.

쉽게 찾는 법

비복근보다 더 넓어서 비복근의 바깥쪽 면을 따라 만진다고 생각하면 된다.

족저근막 볼 마사지 | 30초~90초 유지 / 1~2회 |

마사지볼을 발로 밟은 상태로 공을 굴리는 힘으로 발바닥을
전체적으로 풀어줍니다.

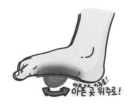

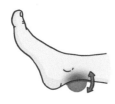

아킬레스건 볼 마사지 | 30초~90초 유지 / 1~2회 |

① 바닥에 앉아서 다리를 쭉 편 상태에서 아킬레스건 밑에
   마사지볼을 놓아줍니다.
② 체중을 이용해서 마사지볼을 누른 상태로 발을 좌우로
   움직여 아킬레스건을 풀어줍니다.

족저근막이란?

특징 & 기능
발바닥에 있는 강한 섬유띠다. 발의 아치를 유지하고 충격을 흡수하는데 중요한
기능을 한다.

쉽게 찾는 법
손을 발바닥에 대고 발가락을 들게되면 팽팽한 띠가 만져진다.

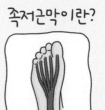

비골근 볼 마사지 | 30초~90초 유지 / 1~2회 |

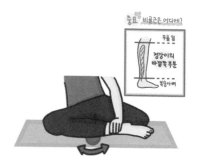

① 양반다리를 한 상태에서 마사지 할 다리만 앞에 두고 반대쪽 다리는 뒤로 보내줍니다.

② 비골근 밑에 마사지볼을 놓은 상태에서 다리를 움직여 비골근 부위를 전체적으로 풀어줍니다.

비골근이란?

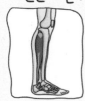

특징 & 기능
종아리 바깥쪽에 위치한 근육이다. 주로 발의 가로 아치를 유지하는 기능을 한다. 발목을 자주 삐끗하는 사람들은 비골근이 약해지면서 딱딱해지기 때문에 마사지를 해줘야 한다.

쉽게 찾는 법
정강이 바깥쪽에서 발목과 무릎 사이에 위치해 있다.

발과 발목을 강화시키는 운동법

발 의 통 증 을 잡 아 주 는 피 땀 눈 물

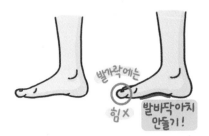

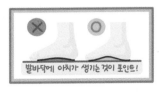

발의 내재근 강화 운동 | 1~3세트 / 10~15회 |

어깨 넓이로 발을 벌려서 선 자세에서 발가락에 힘을 완전히 뺀 상태로 바닥을 움켜쥐듯 발의 아치를 만들어 줍니다. (손가락에 힘을 주지 않고 손에 아치를 만들어 오리 입 모양을 만드는 것과 동일한 원리입니다.)

특징 & 기능

종아리 제일 안쪽에 있는 깊은 근육이고 발의 아치를 만드는데 가장 핵심적인 근육이다. 평발이 되면 후경골근이 늘어나고 약해지게 되어 강화시켜줘야 한다.

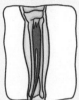

쉽게 찾는 법

깊이 있기 때문에 직접 만지기는 힘들다. 안쪽 복숭아뼈 뒤를 보면 후경골근의 힘줄이 지나가는 것은 눈으로 볼 수 있다.

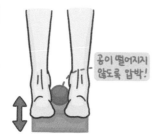 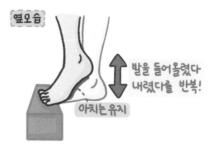

후경골근 강화운동 | 1~3세트 / 10~15회 |

① 발가락으로 네모난 블록이나 책 위에 섭니다.

② 양쪽 발뒤꿈치 사이에 마사지볼을 끼운 상태에서 공이 빠지지 않을 만큼 공을 압박

하면서 발을 들어 올렸다 내렸다를 반복해줍니다. (발의 아치를 만든 상태에서 까치발을 들

었다가 내렸다가를 반복)

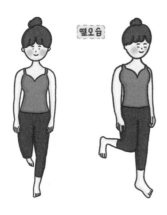

한발서기

① 눈뜨고 1분 이상 서 있기

② 눈감고 30초 이상 서 있기

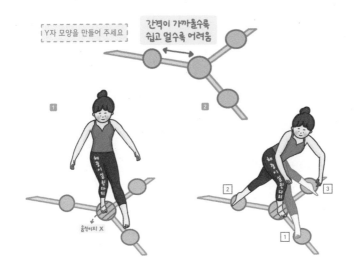

❶ ❷ Y 운동 | 1~3세트 / 10~15회 |

그림과 같이 Y자로 테이프를 붙여준 후 테이프의 중앙에 발을 두고 이 발에 모든 체중을 실은 상태에서 반대쪽 발은 테이프를 따라 순차적으로 멀리 뻗어줍니다. 이 때 뻗는 발에는 체중이 실리지 않도록 주의합니다. 움직이지 않는 발에 모든 체중을 싣고 움직이는 발에는 체중을 싣지 않는 것이 운동의 포인트!

* Y밸런스 운동의 핵심은 균형의 무너짐 없이 움직이는 다리를 최대한 멀리 뻗는 것!

직업병을 고치는
가장 기본은 '바른 자세'

'통증'

내 몸이 고장났다고 보내는 신호를 무시하지 않고 관리한다는 것은 아주 중요한 일입니다. 지속적으로 보내는 이 신호를 무시하다가는 병원에서 외과적인 시술을 받아야 할 정도로 몸 상태는 점점 악화될 것이 분명하니까요. 하지만 이러한 관리보다 중요한 것이 있다면 과연 무엇일까요?

'예방'

그것은 바로 '예방'입니다. 직업병, 원인 모를 통증, 근육통 등 다양한 통증의 출발점은 운이 좋지 않아서도 몸이 허약해서도 아닌 '나쁜 자세'입니다. 따라서 습관적으로 바른 자세를 취한다면 균형 잡힌 신체를 갖게 되는 것은 물론 각종 직업병을 사전에 예방할 수 있습니다.

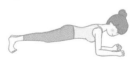

'바른 자세'

　나쁜 자세가 직업병과 통증을 만들 듯 바른 자세는 건강한 신체와 사고를 만듭니다. 부위별 관리법에 따라 충분히 운동하고 관리하는 것도 중요하지만 일상 속에서 가장 빠르고 손쉽게 실천할 수 있는 운동은 바로 '바른 자세'입니다.

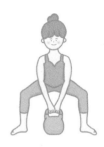

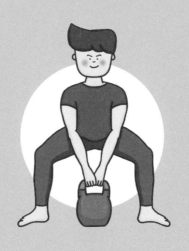